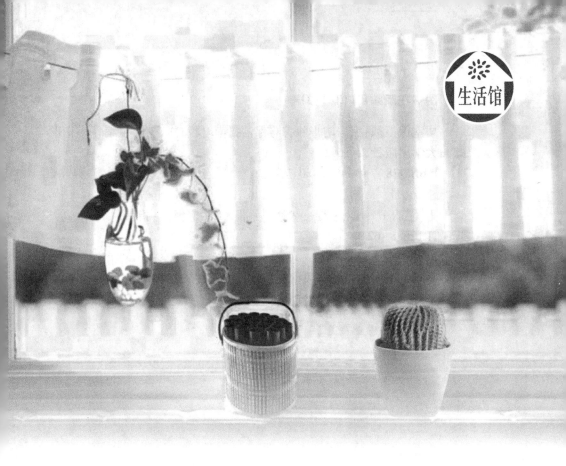

生活馆

居室保卫战

家居防毒除害与保洁指南

主编 樊岚岚 蔡 婷

郑州大学出版社
郑州

图书在版编目(CIP)数据

居室保卫战:家居防毒除害与保洁指南/樊岚岚,蔡婷主编.—郑州:
郑州大学出版社,2016.1
ISBN 978-7-5645-2480-7

Ⅰ.①居…　Ⅱ.①樊…②蔡…　Ⅲ.①住宅卫生-指南
Ⅳ.①R126.8-62

中国版本图书馆 CIP 数据核字(2015)第 191446 号

郑州大学出版社出版发行

郑州市大学路 40 号　　　　　　　　邮政编码:450052
出版人:张功员　　　　　　　　　　发行部电话:0371-66658405
全国新华书店经销
辉县市伟业印务有限公司印制
开本:710 mm×1 010 mm　1/16
印张:14
字数:207 千字
版次:2016 年 1 月第 1 版　　　　　印次:2016 年 1 月第 1 次印刷

书号:ISBN 978-7-5645-2480-7　　定价:35.00 元
本书如有印装质量问题,请向本社调换

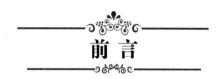

前 言

　　翻开这本《居室保卫战——家居防毒除害与保洁指南》,您也许会大吃一惊,我们周围真有那么多有毒物质吗? 我们可能吃进、喝下那么多有害物质吗? 答案是肯定的,事实的确如此!

　　远在古罗马时代,从皇室到平民都习惯使用铅制的金属容器。当时,人们并不知道铅对人体有什么危害,直到现代考古学家和医学家的研究才发现,大多数古罗马人都是由于慢性铅中毒致死的。所以,最可怕,也是最可悲的就是"身在毒中不知毒"。

　　谁都知道健康的重要性,当然谁都不希望有什么东西来危害我们的健康,更不愿意做有损于自己健康的事……可是我们应该如何识别在我们周围都有哪些"隐形杀手"正向我们袭来呢? 又如何识别有哪些"隐形杀手"藏匿在食物之中呢?

　　随着科学技术的发展,人类对世界、对环境、对食物的了解越来越多,也发现了其中影响我们健康的诸多因素。怎样去防范这些由于工业化和城市化带来的种种环境和食物中有毒有害的"隐形杀手"已成健康之急,也是本书将要讲述的内容。

　　为了便于大家了解各种不同的防毒除害知识,本书内容分为4章,分别从室内环境、食品饮料、日常生活等各方面一一揭示潜伏在周围可能影响我们健康的有毒物质,教会大家如何科学地使用各种生活用品,以及如何采用巧妙的方法来清除各种有害的污染物。

　　读完此书,您一定对那些"隐形杀手"有了充分的防备心理和基本的识别能力。这样,您在日常生活中就好像有了"火眼金睛",从而减少、远离甚至杜绝那些有毒有害物质对自己和家人的危害,从此就可以健健康康、快快乐乐地生活了——这正是我们撰写此书的目的。

编 者
2014 年 12 月

目　录

第 一 章

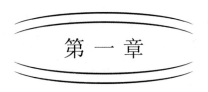

室内"隐形杀手"就在我们身边

第一节
不易觉察的室内毒气

家中的煤气灶、煤油炉、壁炉和热水器以及土炕等加热取暖设备，不仅可能产生有毒气体，如生成的一氧化碳和燃料自身产生的挥发类物质等，而且所产生的毒气在室内还有可能遇火燃烧、爆炸。使用天然气或煤气等来烧饭或取暖，最大的危险就是一氧化碳中毒。根据调查"每年中国都会有数千人因为一氧化碳中毒而死亡。另外，有成千上万的人因一氧化碳中毒而头晕、恶心或抽搐"。一氧化碳无色无味，是致命的"隐形杀手"，家里的老年人和儿童则是最容易中毒的人群。

我们这里重点说说一氧化碳。燃料燃烧时因为缺氧而没有完全燃烧就会产生一氧化碳。所有燃炉的设计都应该满足空气畅通、使燃料能充分燃烧这一要求。如果空气充足，燃料就能燃尽，中毒的机会就比较小，但如果通风不好，或是炉子本身的设计不合理，家里的人就有可能在不知不觉的状态下吸进一氧化碳而造成中毒。刚开始一氧化碳中毒的症状很像流行性感冒，昏昏欲睡、头痛、头晕、视线模糊、易怒、精神无法集中，这是最容易被忽视的时刻。随着中毒的加深，患者便开始感觉到呼吸不畅、恶心、呕吐、呼吸急促、抽搐，或昏迷不醒，甚至死亡，这时再去医院已经为时太晚了。日常生活中除了致命的一氧化碳外，还有一氧化氮、二氧化硫、二氧化碳等对人体有害的气体。所以，在日常生活中一定要注意做到防患于未然。

厨房是室内最大的毒气之源

大部分家庭发生的一氧化碳中毒基本上都和煤气灶泄漏有关，其他可能产生一氧化碳的还有炉子里烧的煤油、木头或煤炭。除了会产生我们上文提到的一氧化碳之外,还可能产生其他副产品,包括二氧化碳(无色、无味气体)、甲醛、二氧化硫(无色气体或液体,有刺激性)、二氧化氮(棕红色气体,有异臭)、氢氰酸(无色,易挥发液体,有苦杏仁味)、一氧化氮(无色气体,比空气稍重)和一些有机化合物的有毒雾气。虽然使用上述器具时所产生的这些有毒气体总量不会很大,但这些毒气的杀伤性却是非常强的,一旦被吸入体内,人就会出现一系列的症状,包括视力及脑部功能轻微受损,眼睛、鼻子、喉咙不舒服,头痛,头晕,疲倦,听力减退,个性改变,精神不安,心悸,丧失食欲,恶心呕吐,支气管炎、气喘发作及呼吸困难等。有肺气肿、气喘、心绞痛及对化学物品敏感的人尤其要小心。不过这些有害气体大都是有气味或有颜色的,这样人们就能感觉到而不会轻易中毒,这比一氧化碳这个"隐形杀手"要容易防范些。上述有害气体使人所产生的症状不是很明显,但假如忽视它们,这些"隐形杀手"随时有可能危害人的健康。接触少量的一氧化碳对心脏病患者会有很大的影响,二氧化氮及其他燃烧气体会导致儿童患呼吸道疾病,而甲醛则是致癌的物质之一。

厨房中的有毒气体大部分是由丙烷、丙烯、丁烷、丁烯等组成的。要避免产生这些有毒气体,较优化的方法是改用电器产品。据研究报告显示,只用电器产品的用户,室内(尤其是厨房)空气中有毒氧化物的成分比用煤气用具的家庭低得多。如果不希望出现毒气问题且不想耗费太多的电量,可以使用一些小的电器来代替煤气灶,如电饭锅、电开水壶、小烤箱、电炖锅、电蒸锅等。但是在使用时要注意:这类家用电器一定要放在儿童及宠物够不到的地方。

就目前的情况来看,人们还不可能完全脱离使用煤气器具,尤其广大农村家庭还在烧木柴,这就更具危险性。为此,采用下面的措施可以做到有效防范。

防治策略

(1)隔开厨房

可能的话,厨房应该与其他地方隔离,至少应该远一点,通风管应该通到户外。如此一来,煤气就不会散布于整个房间了。做饭的时候一定要把门打开,使空气进入室内,使毒气排出。最好有排风扇以使空气流通,尤其要注意室内的气压,防止倒灌风。有时,外面的高气压会把毒气推回室内。

（2）尽量通风

利用通风手段或设备可以将有害气体冲散。有毒的氧化气体一开始会集中在燃烧用具附近,然后才随着空气散发到室内的每一个角落,所以最好的办法就是在源头解决。比如在做饭的时候打开抽油烟机,至少可以排掉70%的含毒空气。此外,打开窗户、通风管、排风扇等都是有效措施。不管天气多么寒冷,窗户至少留一点空隙以使空气流通。

（3）检查煤气灶

定期检查并更换煤气灶,清理煤气灶内芯,以使氧气充足。通电管也要经常清理,而且要按操作标准定期维护。没有进行维护清理的煤气灶所排出来的一氧化碳要比经常维护的煤气灶多30倍。选用新型的煤气灶更科学、更经济,产生的有毒气体也会比老式煤气灶少很多。不要用煤气灶取暖。

（4）检查炉子

检查炉子有没有安装好。确定你的炉子是不是合格的炉子,要检查防火盖圈的空隙、软管是否畅通等。煤炉取暖要先检查烟囱漏不漏气,并做到定期检查。因为烟油、煤炭在烟囱里累积的有机物很容易着火,还会堵住烟道,使有毒气体无法排到室外。烟囱和炉管要定期维护,以保持清洁和畅通;烟囱如果有破洞或裂痕应立即修补。

室内氡气是肺癌元凶

对于氡,普通大众可能感到比较陌生,但科学证明,目前我们所面临的最大的放射性危险就是来自氡元素。高浓度的氡会引发肺癌而致人死亡。少量的氡对健康有什么影响,我们现在还无法证实,其争论也颇多,但专家认为,氡污染是引起肺癌的第二大原因,仅次于抽烟。

氡是一种天然的放射性元素。岩石、泥土、矿物、水或是天然气的放射性物质被分解后都会产生氡。室内氡气的最大来源是泥土和建筑材料里的放射性物质。氡本身并没有危险性,危险来自其所释放的粒子。这些粒子会附着在空气中的微粒上,或是直接进入人的肺部。氡的粒子里有两种会发出阿尔法射线的微粒,它们对生物细胞组织的杀伤力比等量的 X 线要高 10 ~ 20 倍。研究显示,假如室内的氡含量比室外高得多的话,会对人体极其不利,尤其在密不透风的房间里,情况就更为严重。科学家估计,需要 1 600 多年才能使半数的氡原子分解。

每个家庭的空气质量差异是很大的,其中氡气的含量也和许多因素有关。比如说,产生氡气的特殊条件、累积氡气的空间,以及空气流通的程度等。由于这些因素的差异,产生氡气的速度和数量也大不相同。家里的氡气污染和区域也有很大关系,因为产生氡气的放射性物质是具有区域性的,它们也许是来自大自然,也许是人为的。所以,家里氡气的含量有可能已经到了相当危险的程度,也可能一点氡气也没有(当然这是理想状态)。氡气是一种无形的、潜伏的、能置人于死地的放射性元素,受害人可能几年以后才会死亡,也许至死也查不出病因,它是普通家庭里最危险、最凶狠的"隐形杀手"。

防治策略

对于氡造成的危险,首先应该想办法查明家里是否有氡。最可能含氡的家庭是那些建在铀矿或是磷酸盐附近的房屋,以及建房时使用了含放射性物质的建筑材料,或使用的水和天然气里含有放射性物质的家庭。如果你的家符合这些条件,氡的含量就可能会很高。通常氡是在房子下面的地下室、密闭的内室,透过多孔的建筑材料或裂缝流进室内。所以应该找专业人员仔细检查房子,如果有裂缝,要及时修补。通风是减少氡污染最有效的办法之一,比如经常开窗通风换气,这样还可以减少其他空气污染。

对全家人有害的香烟

警告:抽烟会导致肺癌、心脏病、肺气肿及与怀孕相关的问题。

立刻戒烟能使你避免健康危机。

孕妇吸烟可能导致早产及胎儿体重不足。

香烟燃烧后会产生含有一氧化碳的气体。

香烟燃烧散发出来的有害烟雾96%会进入空气里,污染大气,只有极少量是被吸烟的人吸进体内的。因为这种气体没有经过香烟滤嘴过滤,所以二手烟的浓度比正常吸入的烟高两倍。抽烟的害处众所周知,可是很多人却不知道二手烟对不抽烟的人造成的伤害更为严重。

不抽烟的人吸进二手烟会有眼睛灼热、鼻塞、流鼻涕、喉咙痛、咳嗽、头痛及恶心等症状。二手烟对患有心脏血管疾病、气喘、呼吸困难以及对烟过敏的人,伤害尤其大。研究报告指出,父母抽烟的儿童患上呼吸道感染、支气管炎、气喘及肺炎的概率比父母不抽烟的多得多。如果家中有怀孕的妇女,二手烟对胎儿的伤害和直接吸烟是一样的。家里或是办公室里有人抽烟,不抽烟的人可能会患肺癌、呼吸道感染,以及呼吸系统疾病,同时血液中氧的成分会减低,运动能力也会削弱。

烟草中还含有很多致癌的化合物,吸烟者的肺又黑又脏,就是因为有害物质大量黏附在呼吸道和肺组织上的缘故,而且很可能由此导致各类恶性肿瘤。

防治策略

(1)家中应该彻底禁烟

家里如果没有人抽烟,可以请客人到阳台或室外抽烟。当有人问能否抽烟时,要学会说"不",还要经常打开窗户和换气扇。如果家里有人抽烟,应要求他到室外抽,或是指定一间屋子作为吸烟室,以免家里其他人受二手烟的毒害。

(2)安装空气净化器

家中若有人抽烟,装一个质量好的空气净化器,可以减少大量二手烟烟雾对人体的危害。安装多大的净化器要依室内空间大小而定。空气净化器的广告常常会用图片来演示是如何把一个弥漫烟雾的房间吸得干干净净的。可是要注意,大部分廉价的空气净化器尽管可以把有形的微粒吸走,可是这只解决了问题的一半,它们无法消除无形的有毒气体。廉价的空气净化器对香烟带来的有毒物质来说基本上是毫无用处的。所以,购买时一定要注意能否消除有害气体,这才是关键。

（3）活性炭能吸收香烟的烟雾微粒

要有效清除香烟的烟雾,需要大量活性炭来吸收化学气体,再加上一个微粒过滤器,不过最好还是经常把窗户打开。即使只用电风扇,也可以使空气流动,以消除烟雾。

新床单与新衣服释放的毒气不容忽视

免熨床单、免熨衣服,以及所有棉花混纺的布料,为免起皱都要经过甲醛树脂的处理。在生产过程中,甲醛树脂经过某种处理变成纤维的一部分,是永远都无法消除的,而且它会分解,并不断释放出甲醛气体（可能维持好几年）。新的纺织产品常常可以散发高达 $800 \times 10^{-6} \sim 1\,000 \times 10^{-6}$ 的甲醛气体,这类材料有的确良、麻布等。事实上,不论任何布料的衣物,在刚刚出厂后都会或多或少地释放甲醛等有害气体。

吸入甲醛雾气会产生下列症状:疲倦、失眠、头痛、呼吸困难、咳嗽、流泪、不寻常的口渴等。接触甲醛气体也会使气喘症状恶化,而皮肤碰到甲醛会引发中度到重度的皮疹。人的一生中有 1/3 的时间是在床上度过的:鼻子贴着枕头,皮肤摩擦着床单,所以,很可能睡觉时所产生的一些奇怪的症状都是甲醛在作祟!

法律上并没有规定经过甲醛树脂处理的产品必须在商标上注明,不过如果你留意的话,就不难察觉到蛛丝马迹:商标上出现不起皱、免熨等字眼,其实都是有问题的。因为几乎所有棉花混纺的布料都经过甲醛树脂处理,但商标上并没有注明。棉线混纺的床单尤其严重,因为要每天使用,而且是经常洗涤的东西,商家为了经久耐用,总要加上甲醛来处理。另外,尼龙布料为了防火也会用到甲醛。

防治策略

（1）搞清楚用了什么物质使布料免熨

所有的多元脂与棉花混纺布料都经过甲醛处理,而天然纤维却没有,因此我们应该尽量选购天然纤维。除了棉花之外,天然纤维基本上都不会用甲醛树脂处理。买棉织品的时候,如果标签上写着"容易处理,百分之百棉"

或是"免熨,百分之百棉"的字样,你就得注意了,因为这种产品多半经过甲醛树脂处理。

(2)新买的纺织品要洗后再用,如有可能,最好挂在通风处晾些时间再穿。

除了可以洗掉浆及表面处理物之外,同时也可以把甲醛含量从1 000毫克/千克降低到大约100毫克/千克。日后洗衣服、熨衣服及穿衣的时候,少量的甲醛还是会不断地跑出来,所以,最好还是尽量避免使用经过甲醛树脂处理的产品。

樟脑丸毒气危害儿童智力和健康

你了解樟脑丸的成分吗?樟脑丸是用100%的二氯苯(白色结晶)做的。二氯苯对儿童智力会造成很大伤害,所以,一定不要让儿童接触这类东西,更不能给他们玩。另外,二氯苯是一种挥发性极高的有机化学物质,会严重刺激鼻子、喉咙和肺,长时间接触还会伤害肝和肾,如果吞进体内会造成更严重的伤害。樟脑丸看起来很像糖果,小孩子很容易被它吸引。一个两岁大的儿童,只要吃进一颗樟脑丸,不到一小时就会出现脑溢血的现象,还会很快死亡。

壁橱里面樟脑丸的味道会弥漫整个屋子。卧室里的壁橱如果放了樟脑丸,而房间又不通风的话,它的味道就会逐渐累积,越变越浓。此外,衣服及毯子很容易吸收樟脑丸的雾气,只要你穿上衣服或是盖上毯子,和樟脑丸的接触就变成直接的了。

防治策略

(1)如果家中有小孩,请寻找樟脑丸的替代品

可以到大型超市或卫生用品店去买一种用草做的"天然驱虫剂"。它们的成分多为薰衣草或是其他的药草,也可能是西洋杉的油、木屑或叶子。买的时候要辨别是不是真的天然产品,以免买到仿造品。自己做天然驱虫剂也很方便,下面介绍一种香包的做法。

到超市买来干的薰衣草、等量的薄荷做香包。棉布做的香包可能不太

容易找得到,那就自己缝一个,或是用棉袜代替也可以。将做好的布袋子和衣服放在一起,小布袋释放的气体不仅可以让衣服有香味,而且还可以赶走虫子,真是一举两得。

(2)采用其他方式阻止虫子的繁殖

要保护毛织品,必须用正确的方法收藏及维护,使幼虫没有机会在其中孵化。晾晒是最好的除虫方法。你可以把它们拿到太阳光下曝晒,拿刷子把幼虫刷下来。不管是卵、幼虫,经过水洗或干洗,都无法活命。其他的办法有用蒸汽熨斗烫,用烘干机烘烤,或是把衣服放在烤箱里以19℃烤1小时,小件的毛织品可以在冰箱里放几天。新买的毛织品最好都先用上述的方法处理过,把可能附在上面的幼虫和卵杀死,然后再放进衣柜里。等确定衣服上面没有幼虫及卵之后,下一步就是妥善收藏,最好把它们放在樟木箱里。如果要收藏整个夏天,最好是收在不透气的纸袋或纸箱里面,外面用胶带封死。如此一来,将使幼虫和卵窒息死亡。这样既能保护毛织品,家里也不会有由衣服产生的有毒气体了。

第二节
室内"隐形杀手"的制造者

随着社会的发展,我们的健康和环境的关系越来越密切。虽然有关环保、有毒废弃物,以及工业污染的消息在媒体上普遍传播,却很少有人将自身健康和这些因素联系起来,更不会采取行动防范这些"隐形杀手"以保护我们的健康。之所以叫它们"隐形杀手",是因为它们虽看不见、摸不着,却和我们的生活完全融合在一起,所以我们很难想到它们会伤害我们。这些"隐形杀手"到底在哪里呢?这里介绍一些已经证实对人体有害的"隐形杀手",以及一些人们最近才开始怀疑的有毒物品。

人出现的很多常见的症状都和家中的毒素有关。当出现头痛、喷嚏等症状时,你以为感冒了,吃感冒药、去医院,实际上你错了!你有可能根本不是感冒,而是中毒,是"隐形杀手"对你下手了!"隐形杀手"在哪里?在地毯里、墙壁上、家具上……

你一定很关心你的长辈、妻子和孩子,但您知道吗,他们无时无刻不处在危险之中。危险就来自于家中的"隐形杀手"。本章可以帮助你了解关于有毒物质的一些问题,并提供一些资料,有了这些资料,你的家将会变成乐园。这些改变不难,而且可以在短时间内救了你和家人的性命,尤其是家里的儿童、妇女和老年人等。为什么毒素是家里的"隐形杀手"?理由显而易见,因为你的家中肯定堆满了日常用品,而这些用品的材料很可能就是极危险的致癌、导致畸形儿的物质,甚至是基因突变的物质。它们能削弱你的免疫系统功能,使你的身体虚弱,容易得病和发生病变,甚至死亡。这难道不危险吗?

有毒的室内花卉

花卉有毒？可能有人不屑一顾。因为种植花草不仅能保证室内的环境更舒适,使我们心情愉悦,也可以保持合适的湿度,调节室内环境。但是,有些植物却是有毒的。虽然我们对此有所认识,但我们绝对想不到,家里那些用来装饰的可爱盆景,其毒性竟然如此之大,有的植物堪称可怕的"隐形杀手",能使人快速死亡。儿童接触到这些植物会受到伤害。如果儿童不小心吃下菊属植物如映山红、绣球花、番红花、牵牛花、铃兰、夹竹桃,以及杜鹃花属的植物,是非常危险的,应及时送医院。

有的植物如火鹤花、水芋、波士顿藤、石柑子、喜林芋、花叶万年青、白车轴草等,都含有刺激皮肤、嘴巴以及口腔的物质,一旦接触了,就会使人皮肤瘙痒、嘴巴发麻、胃不舒服甚至呼吸困难。而接触到康乃馨、仙客来、水仙、雏菊、冬青果、老鹳草、爱丽丝、一品红,以及郁金香球根等,有可能会导致皮肤发疹。孩子不小心吃下去的话,会恶心、呕吐、腹泻,以及腹部抽筋。就连我们常吃的桃子和杏等水果的核,如摄取到一定量也会中毒。至于马铃薯芽,只要一点点就有很大的毒性。

防治措施

(1)购买花卉前要咨询其是否有毒性

购买花卉前,最好咨询花卉的毒性。如果购买盆景,一定要把它们放在小孩子和宠物碰不到的地方,在整理这些花草之后一定要彻底洗手。除此之外,还一定要弄清楚哪些花卉释放的气体对人体有害,哪些花卉可以净化空气。

(2)如果家中有小孩,就不要选择有毒盆景

如果家里有小孩子,一定要选择没有毒的盆景。没有毒性的盆景包括满天星、文竹、栀子花、茶花、波士顿蕨、锦紫苏、木槿、蒲公英、大理花、铁线蕨、勿忘我、吊钟花、葡萄藤、凤仙花、紫罗兰、乔木状青锁龙、白百合、茉莉花、金盏花、兰花、三色堇、大岩桐、矮牵牛花、芍药、玫瑰、金鱼草、百日草等。如果对某些植物没有把握,可以上网查询或咨询植物园林部门,以便鉴别其是否对人体有毒。

新家具中有毒的甲醛

我们都知道,油光锃亮的新家具是由木头和胶合板做出来的,胶合板和刨花板是用木头碎屑加胶挤压而成,木头碎屑是天然的东西,对人体没有任何负面作用,但胶是人类合成的化学物质,主要原料有甲醛和黏合剂。新家具做成后,原材料的刨花板内释放的甲醛,需要若干年才能释放完。很多家具公司都号称自己的产品是实木的,不过不要轻信。原材料刨花板很容易辨认,因为单侧都可以看到压在一起的刨花,普通家庭用得多,如厨房和浴室的柜子,还有新盖的房子,常用它来做室内的地板及大门。问题在于这些家具经过油漆后,就看不出压在一起的刨花了。

当新家具被我们拉回家的时候,殊不知,同时也把"隐形杀手"带回了家。大家都知道,所有用刨花胶合板做的产品都会释放甲醛,新产品释放得更多。只是使用时间越久,甲醛味道越淡,但仍需若干年其中的甲醛才会完全挥发。

甲醛能使人致癌,实验证实它能引起哺乳动物细胞核的基因突变,并致癌。据美国国家科学研究院保守估计,有 10% ~ 20% 的人即使接触极低含量的甲醛也会有下列反应:咳嗽、喉咙红肿及发炎、皮肤痛、头痛、流眼泪、精神紊乱、恶心、流鼻血、极端口渴等,为数不少的人还将慢性死亡。

另外,还有一种用尿素甲醛树脂做的塑料泡沫,也是制造家具的主要原料。

防治策略

(1)正确选用木制家具

在可能的情况下,尽量选用真正的木制产品,而不是用刨花胶合板制成的仿制品。虽然三合板也是用甲醛树脂做的,但是它比刨花胶合板更安全。最好不要选用一些没有品牌的产品。购买家具时可以选择购买样品,如果样品没有严重缺陷,在销售商店放置一段时间后,甲醛等有害气体自然就少很多了。

(2)室内通风、木炭吸毒

如果任何措施都不采取,至少也要经常开窗通风,这是最基本的。室内若通风不良,新家具会不断地放出甲醛毒气,并逐渐累积到很高的浓度。当达到极限时,就会造成不良后果。有新家具的房间一定要开窗,即使只留一点缝隙都有帮助,这一点是非常重要的。另外,一个好的空气净化器会大有帮助,但是一定要仔细挑选,因为超市卖的那种小小的空气清洁器并没有什么用处。家中清除甲醛需要的是一种比较精密的净化器,内置活性炭(活性炭是一种内部多孔的炭状物,可以吸附异物、异味),以及专门为了清除甲醛而设计的吸收材料。

(3)吊兰净化空气

吊兰这些常见的植物也能吸收甲醛,这可能是人们都没有想到的。你只需在房间里摆上两三盆就大有帮助,是不是很实用呢?

有毒的塑料制品

随着科学技术日益发展,我们的日常生活里处处都在使用塑料制品。塑料制品是用石油或煤炭提炼的人工铸模材料制成的。塑料的种类很多,有硬的、有软的、有泡沫状的,等等。在日常生活中,我们以各种不同的方式接触着塑料:呼吸的空气里可能有塑料雾气,衣服上的塑料纤维会摩擦我们的皮肤,食物包装或容器里的塑料成分可能会进入我们吃的食物里,而我们喝的水也可能因为瓶子或管子的关系而含有塑料。

因为有些塑料会伤害身体,杀伤我们的体细胞,威胁我们的中枢神经系统,所以,我们很有必要学着认识不同种类的塑料。塑料刚问世的时候,人们完全没有怀疑它的安全性,可是经过这些年的生产生活实践,我们才知道,原来塑料并不像原先所想的那么安全,危险意识也就由此而生了。

塑料有两种不同的性质:热塑性和热固性,两者的差别在于化学构造的不同。它们都是由连锁的分子所构成的,这样的结构具有很好的韧性,但热塑性塑料的分子可以分开,而热固性塑料的分子却如网一般紧紧相连。这个差异很重要,因为这和塑料的安全性有很大的关系。

热塑性塑料加热后就变软,一冷却又会变硬,这是我们都知道的事实。

大部分的热塑性塑料都很容易辨认,因为它们很软,并可以自由弯曲,而且因为化学结构比较松散,所以多少有些弹性。这一点对塑料的应用来说是有利的,可以大大地提高它的机械性能,可是对人体健康却不利。这种软性塑料的分子容易化为雾气,就像水蒸气一样,尤其是加热之后。当天气炎热的时候,你有没有闻到车子里有一股味道?家中新铺了地板,在上了蜡之后,你进入房间是不是会感到要流泪或是打喷嚏?家中新铺的地毯,是不是也有味道?这些都是塑料挥发出的雾气。塑料产品用久了之后,味道会比较淡,可是只要它们存在一天,就会不断地散发雾气。每一种热塑性塑料对健康的影响都不一样,经过研究证明有的确实是有害的,有的可能是有危险性的,它对我们的危害至今还在研究之中。让我们一起来看看日常生活里常会碰到的几种热塑性塑料对健康的影响。

乙烯基塑料,包括氯乙烯(无色气体)和聚氯乙烯(PVC),是最具毒性的塑料材料之一。它所散发出的氯乙烯基可以致癌,能引起基因突变、慢性支气管炎、消化不良、耳聋、皮肤病、胃溃疡、视力受损,以及肝功能障碍甚至死亡。

最常见的碳氟化合物塑料是聚四氟乙烯(无色气体),通称铁氟龙。聚四氟乙烯会刺激眼睛、鼻子和喉咙,而且会导致呼吸困难。铁氟龙大多用来处理熨斗、烹饪器皿、烫衣板和一些类似工具的表层,使它不具黏性。

有两种常见的塑料是用苯乙烯单体(无色有芳香气味的液体)所制成的,一种是聚苯乙烯(保丽龙),另一种是 ABS 塑料。用苯乙烯单体所做的产品有汽车挡泥板、冷气机、清洁刷、汽车及飞机模型、建筑物的绝缘板、茶杯垫、钟、油漆、漂浮装备、银器、厨房和浴室瓷砖、电话、行李箱牌子、地板光亮剂、骰子、托盘、缝衣机的绕线筒、冰桶、玩具、照明设备、一次性塑料杯、打字机的提箱等。苯乙烯单体所发出的气体会刺激眼睛、鼻子和喉咙,严重时会使人头晕甚至昏迷不醒,更有甚者会导致死亡。

多元脂纤维和薄膜会刺激眼睛、呼吸道及引起急性皮疹。用多元脂纤维制造的产品包括寝具、纸尿布、磁性录音带、食物的包装、衣服、不织布制的用完即丢的滤纸、棉球、草纸、卫生棉、卫生棉条和软垫。

尼龙是一种聚酰胺工业塑料。含有尼龙丝和纤维的产品包括汽车座垫、人工草皮、发梳、牙刷毛、衣服、睫毛膏、画笔刷、地毯、钓鱼线、男用针织品、笔珠和网球拍。一般而言,这些产品还算安全,但还是有不少人接触尼龙会出现皮疹及其他皮肤炎的症状,这是尼龙过敏的反应。

含有尿素甲醛树脂的产品有刨花胶合板、三和板、建筑物绝缘体等,它们会释放出相当多的甲醛,尤其是新产品特别明显,这也是刚装修完后新房子要空数月的原因之一。这些东西用久了之后,产生的甲醛会减少。但有些物品即使用了很多年,它所放出的毒气仍会危害健康。据细菌学的研究显示,甲醛也会造成胎儿畸形及基因的改变。吸入过量的甲醛会有如下反应:喉咙肿、咳嗽、呼吸困难、皮疹、头痛、极端口渴、疲倦、精神紊乱、流鼻血、失眠、恶心和流眼泪。

聚氨基甲酸乙酯发泡体这种塑料常用来制作椅垫、床垫和枕头。聚氨基甲酸乙酯发泡体散发出的甲苯二异氰酸脂(淡黄液体)能引起支气管炎、咳嗽以及皮肤和眼睛方面的问题,会造成严重的肺部疾病。如果失火,塑料的危险性比日常生活中的接触型危险更为严重。燃烧的塑料不仅扩散得很快,而且会形成浓烟,往往会使人窒息而死。很多塑料在燃烧的时候都会散发出毒气危害生命。天然材料如木头和棉花,在燃烧时也会产生有毒气体,但与塑料相比危害速度却慢了很多,因此发生火灾时,当毒气尚未累积到有害程度之前,人们有较多的时间可以逃生。那么,有什么办法可以预防这类事情的发生呢?

防治策略

(1)选用无毒塑料

虽然有毒的塑料种类相当多,可是也有一些塑料是比较安全的。纤维质塑料主要是由木头及棉花的纤维素做的,属于天然物品,对人体健康没有什么不良的影响。这种纤维做的产品包括打字机键盘、圆珠笔及其笔盖、铅笔、牙刷的把子、眼镜框、汽车方向盘等。酚醛塑料树脂制成的物品在全新的时候会发出少量的丙醛,可是很快就会散发掉,且耐热性好,锅和熨斗的把手大多是用这种材料做的。

(2)床垫不要选择人造纤维质地的

大部分家庭里最可能接触到塑料的地方是床铺及地毯。这种接触是长期性的,所以最好选用棉质床垫,而不要用人造纤维制成的。棉质床垫并不比最好的人造纤维床垫贵。即使是贵了一些,但为了健康,这样的付出也是值得的。

(3)最好不要铺纤维地毯

将整块地板铺满纤维地毯,是室内空气污染最主要的原因,这在国外已被许多专家所认同。最好选择硬木地板,相对于地毯来说,它不仅便宜,而且其表面的处理是没有毒的。

(4)尽量选用天然产品

塑料是第二次世界大战时开始流行的东西。在此之前,大多数物品都是天然材料做的,这对我们现代人来说是无法想象的。生活中应尽量选择天然物品。

家中有毒的石棉

石棉,对很多人来说都很陌生,多数人可能对这种物质闻所未闻(除非建筑工人)。其实石棉是建筑中非常重要的原料,我们脚下的地砖地板、身旁的墙壁、头顶的天花板都可能含有这种物质。有谁能将这种"隐形杀手"和锃亮洁净的地板砖或地板革、亮丽柔美的墙壁、洁白如玉的天花板联系起来呢?事实上,我们的建筑里含有大量的石棉制品或石棉成分。

石棉是岩石里的矿物纤维,是能致使肺部及胃部发生癌变的物质。虽然并不是每一个碰到石棉的人都会得癌症,但不管何种程度的接触都能伤害人的身体,这是共识。石棉最大的危险来自它的纤维———一种从矿物岩石中提炼出的纤维,它们被吸入人体之后,会停留在肺部组织里。这些纤维实在太细、太小,看不见、摸不着、闻不到,就连吸尘器也吸不着,堪称最典型的"隐形杀手"。如何在家里避免这种"隐形杀手"的伤害?下面介绍一些防治方法。

防治策略

(1)不要铺含乙烯基塑料的地砖和地板

含乙烯基塑料的地砖和地板材料到底会不会散发出致命的石棉纤维,

这在国际上颇受争议,可是法国科学家发现:地板常常被踩动、地砖被磨过或是变形很厉害、因质量不符而被切割过、用吸尘器刮地板、用硬刷子刷地板,在这些情况下都会有石棉纤维发散出来。

（2）不要去刮或磨墙,以免石棉纤维散发

除非绝对必要,不要去刮或磨墙,以免石棉纤维跑出来危害你和家人的健康。重新装修的大楼及某些私人的居家,可能使用一种含有石棉的材料,用来喷涂在天花板或墙面。如果墙或天花板没有太大的损坏,最好不要去动它们。

（3）不要让孩子碰或玩绝缘用具

燃烧煤炭或是木头的炉子,还有以煤油、煤炭、木头为燃料的壁炉,都可能会用到一种含有石棉的水泥片来隔热。效果虽然很好,但会危害健康。如果家里的炉子没有什么问题,最好不要去动它们。如果绝缘有问题或破损,最好送去修理,或舍弃不用。另外,绝对不要让儿童在可能有绝缘层的用具附近玩耍,这是很危险的。

（4）找专业建筑单位修理家中破损处

家里的热水管和蒸汽管道,可能会用一种含有石棉的材料包在外面,也可能用一种石棉纸像毯子一样把管子包起来,或用石棉胶带粘起来。虽然这能使管道在冬天不至于被冻裂,但一旦纤维外露,后果将不堪设想。如果家里的管路绝缘有问题,最好不要随意变动绝缘体本身,而是应该只维护外面的保护层。家中的墙壁和天花板的绝缘装置也可能会用石棉物质来绝缘。这种绝缘装置通常被夹在墙壁后面,所以除非墙倒楼塌或是重新装修房子,否则是不会接触到石棉的。如果墙有破损,应该找对石棉绝缘有处理经验的专业建筑单位来处理。另外,并不是所有的绝缘材料都含有石棉,选用绝缘材料时可以从制造商那儿确定所用的材料是否含有石棉。有些对石棉产品很有经验的建筑单位或是水电工,也可以看出来哪些产品含有石棉,当然你也可以把所选材料送到实验室去化验,尽管成本高一些。

普通电灯对人体也有害

电灯或日光灯对人体也有损害,你信吗? 也许你认为可笑,那么多人都在使用普通光源,而且电灯是人类进步的表现,怎么可能会有害呢? 如果针对灯光生物效用问题进行仔细观察和研究来看,人工照明在安全性方面的确有值得商榷之处,其问题主要在于人工照明的光谱和太阳的光谱并不完全一致。几千年以来,人体已经适应大自然光源的光谱,所以一旦被迫生活在人工照明的光谱之下,身体的功能似乎无法完全发挥。

人工照明当然不会直接致人死亡,但长期辐射可能会引起这些症状:吸收钙的能力减低而导致骨质疏松、蛀牙、疲倦、视力减退,心跳频率以及血压和脑波改变等。

此外,日光灯的光谱会发出烦人的声音,使人更紧张烦躁。日光灯快速闪动的影响也叫频闪,轻则刺激眼睛,重则能导致癫痫的发作。日常的灯光来源应该和自然环境里的光线类似才是健康的,但目前的科技还很难达到。同时也有证据显示,自然光可以帮助人体排出体内的有害物质,加速新陈代谢。

防治策略

(1)尽量利用天然光

我们应该尽量让自己的身体接触天然光线即太阳光。这并不表示非要接触直接的阳光,或是曝晒在阳光之下,而是光源必须来自太阳或它的反射体。一个办法就是打开窗户,或者把玻璃窗、玻璃门以及天窗改成能通过紫外线的塑料窗,但并不是所有的塑料都能传送紫外线,所以选择的时候要留意。此外,选用塑料时应避免含有毒气的塑料。如果为了接触紫外线而把窗户改换成含有毒气的塑料制成的塑料窗,致使家里充满塑料毒气而危害了健康,那就得不偿失了。

(2)用全光谱的日光灯或是白炽灯泡

一个花费较少而且容易做到的方法是购买全光谱的日光灯或是白炽灯泡,后者通常指的是带点黄光的白炽灯泡。这种灯泡虽然不一定是全光谱,可是比起一般的灯泡更接近理想的光谱。当然,每个人对灯光的反应都不一样,就如同我们对大自然的反应都会有个体差异。所以应选择最适合自己的灯光,但首先应当接近自然光。

(3)接触太阳光

你可以先试试不同的光源,注意一下眼睛的反应,这种反应可能很小。一般来说,日光之下或是一般灯泡下感觉最舒服。当然,并不建议你非买全光谱的白炽灯,或是非把所有的玻璃窗都换掉不可,这也不实际。享受阳光和我们每天必须有充分的营养、睡眠和运动一样重要。多到户外走动、散散步,坐在阳台上、树荫下或是打开的窗台边也可以。可能的话,把工作的地点摆在有阳光的阳台或室外走廊,在户外吃饭(如果你是在大楼里上班的人,午饭时间一定要出去走走),或是每天抽空到外面散散步,接触一下阳光。

当你在户外身体直接暴露在阳光下时,不要戴太阳镜,因为眼镜会挡住阳光;刚开始时也许很难办到,因为受不了刺激,会眯起眼睛,后来你会发现,其实那只是一个习惯。但是,如果阳光实在太强而又必须待在室外,那就戴上有帽舌或是宽边的帽子吧!

❧ 第三节 ❧

警惕室内"隐形杀手"的危害

一个健康的年轻人，情绪稳定，没有过分承受压力，不抽烟、不喝酒，营养充足，每天运动，有充分的休息，那么其体能状况足以抵挡每天不断侵袭的室内"隐形杀手"。然而，由于大部分来自室内的毒素都是有害的，长此以往，即使是身体健康的人也难免受其伤害。更何况至今我们还无法确定，如果长期使用某些化学品，对人类的健康会造成什么伤害；我们也不知道如果食物、水和空气中的化学物质混合在一起，在我们体内相互运作，会产生什么样的效应。因此我们应该有所警惕，室内"隐形杀手"的危害可能是始料未及的。

儿童是室内"隐形杀手"的最大受害者

儿童尤其容易受到家中"隐形杀手"的毒害。由于儿童的体质及生理功能的特点，决定了他们暴露在室内污染物质里的身体比例比大人要大。比如儿童的呼吸量，以体重来计算，比成人多，他们的呼吸频率也比成人快十倍。同时，因为污染物质比空气重，这些"隐形杀手"落在儿童身高高度的浓度比成人身高高度的浓度更高。虽然儿童和成人暴露在等量的化学品中，但因为他们身材较小，所以照比例来计算，他们所承受的化学剂量当然比成人多。吃东西也是一样，以体重为标准，儿童吃进去的食品添加物及农药就比成人多。因为儿童活动量大，他们喝的水以体重来算，可能也比成人多，而如果水中污染物比较多，则会喝进更多的水中污染物。更何况，儿童的身体尚未发育成熟，排出这些"隐形"的有毒物质的能力不如成人强，所以，他们所冒的险就比成人大得多。

更让我们担心的不只是这种慢性的有毒污染,而是每年家庭中毒事件的发生,其中有很多是致命的,而中毒事件中大部分的受害者是儿童。他们之所以中毒,大都是因为误食。

防治策略

（1）重视警示标示

虽然有些用品有明显的警告标签,但是由于大人没有把它放置在儿童拿不到的地方,儿童好奇误食而引起中毒。这种中毒所造成的伤害是很不值得的,因为这些产品里面有很多是可以找到安全而且有效的替代品,从而将这些"隐形杀手"逐出家庭。有了这些替代品,人们完全可以杜绝家中所有可能的危险品。

（2）充分认识家用化学品对生育的影响

如果你打算生孩子,或是已经怀孕,就要想想这些有毒化学品对你未来宝宝会有什么样的伤害。虽然我们知道有很多家用化学品会对胎儿造成伤害,可是这些产品却未经过这方面的试验,因此无法得知它的危险性有多大。男性也面临着同样的危险,有些化学物质会伤害精子,而不健全的精子会导致不健全的胎儿。此外,有些化学物质会造成基因的改变,可能会影响子孙后代的健康以及导致生产畸形儿。这些伤害对家庭来说都是巨大的,因此,对此应有充分的认识。

老年人是抵抗室内"隐形杀手"的弱者

人的年龄愈大,对化学物质的承受力愈弱。保持健康、增加寿命,最好的方法就是生活在没有毒素、没有"隐形杀手"的环境里。

世上长命百岁的人大多生活在较原始、纯净,未被科技进化所破坏的环境里。当人生病的时候,即使是小小的感冒,人的身体对室内"隐形杀手"的忍受力也会降低。事实上,如果家中常有人生病,很可能预示着家里充满毒素。有很多不明显的中毒现象看起来像流行性感冒,医生根本诊察不出来。此外,人所承受的压力也会影响身体处理有毒化学物质的功能,即使是年轻力壮、身体健康的人也不例外。

防治策略

也许每个人对家中污染物的敏感度不同，可是我们必须记住一点：不管我们是否感受到它们的毒性，这些"隐形杀手"都无时无刻不在伤害我们的身体。这些物质，有的能使我们立刻中毒，有的则必须经过长年累月的接触后才会显现中毒的症状。但是，无论哪一种伤害，都是我们不愿意看到的悲剧。

改变家庭生活习惯，清除"隐形杀手"

我们必须了解不良生活习惯可能带来的危险，并且学习如何避免这些危险。如果我们漠视室内的"隐形杀手"，它们就会变本加厉。

现在该是同这些"隐形杀手"算账的时候了，不妨列一张清单，看看家里有哪些塑胶用品，哪些是容易更换的，哪些又是可以暂缓使用的。也许你可以从早餐开始，改用锡箔纸或油纸，而不要用塑胶袋包早餐。渐渐的，你会发现大部分的塑胶用品都可以找到代用品，你的家也会变得越来越安全。

目前一般家庭中的化学物品的种类及数量，比 20 世纪初的一个典型的化学实验室里的化学物品还要多。专业人员在工业化场所使用化学物品时，都会遵循严格的有利于健康及安全的规则，可是我们在家中却任意使用这些化学物品，既无必要的专业指导，也没有必需的使用限制。

看起来可能是笑谈，有时喝一杯自来水可能都比吃加工后的食品还要冒险呢！这里我们论及了家中普遍存在的有毒物质，其中包括最常见和最危险的一些有毒物质，同时我们也相信，还有很多其他代用品及构想可以使一个家庭远离毒素，让我们获得真正安逸舒适的家庭生活。

有的产品具有毒性，产品标签上却没有注明。有的虽然注明了其有危险性，可是却含糊其辞，给人一头雾水的感觉；有的所标示的急救方法不正规或不正确，只有那些会因误食或吸入高浓度而造成致命伤害的产品才被贴上警告标签。有很多若长期使用会危害人体健康的产品根本没有引起我们的重视。解决这些产品潜在的危害已刻不容缓。

　　评估一个产品是否有危险性或是否对人体有毒害作用时,必须先确定它所含的化学物质是经过何种途径进入人体的。有些物品不会发出令人呕吐、不舒服的气味,可是如果误食,可能会引发各种不适,甚至有致命的危险。有四种常见的接触形式是产生危险性乃至会造成伤害的途径:误食、误触眼睛、皮肤接触、鼻子误吸。

　　我们了解了这些有害化学物质的名称之后,会发现家中有很多产品都或多或少含有这些物质:原来"隐形杀手"就在我们身边。虽然结语很简单,但目的是要给读者提供有关"隐形杀手"的一些清晰的概念和了解有关"隐形杀手"的途径,来引起读者的注意。就让我们从身边小事做起,将"隐形杀手"彻底从我们生活中消除掉!

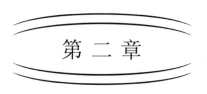

第 二 章

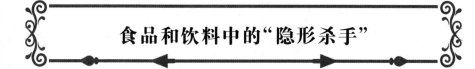

食品和饮料中的"隐形杀手"

❧ 第一节 ❧
揭秘食物中毒的危害

人人都知道病从口入，人类疾病有一半以上是因为不正确的饮食引起的。食品污染与食品质量一直是媒体及言论关注的重点，虽然我国有多个食品监管部门、有相当完善的食品管理安全法规，但食品中毒事件从未间断，食品安全的危险性仍然普遍威胁着人们的日常生活，因此，我们需提防其长期的影响。

人工添加物的危害

我们总有不想做饭的时候，总有面对含添加物的人工食品的机会，所以必须学会辨认不含添加物的人工食品，并且也需要知道食物里有哪些成分有可能没有列在标签上。因为有害物质可能是食物制造过程中的一部分残留物，也可能来自大地、泥土、空气或水污染，我们必须了解这些有害物质的危险性，以及应对它们的方法。

要消除饮食中的有害物质，应首先了解包装食品中所含有的添加物。因为法律规定制造商必须把所有的添加物列在标签上，所以，如果食品中含有这些成分，那么我们会很容易知道并且避免购买这种食品。

亚硫酸盐是所有添加物里最容易造成立即性伤害的物质。亚硫酸盐的主要用途是减少或防止腐败及变色。它能使某些对亚硫酸盐敏感的人产生非常严重的反应，这些反应包括呼吸困难、呕吐、哮喘、昏迷、腹泻、痉挛、腹痛以及荨麻疹等。在某些情况下，更可能引发过敏性中风而导致立刻死亡。患有哮喘的人危险性最大，据估计哮喘病患者中大约有 10% 的人对亚硫酸盐过敏。药检局认为亚硫酸盐对一般大众不构成危险,因此并没有禁止使用,所以我们必须靠自己来控制亚硫酸盐的摄取量。

亚硫酸盐出现在标签上的名称有:二氧化硫、亚硫酸钠、偏重亚硫酸钠钾、重亚硫酸钠钾。果脯、贝类(新鲜、冷冻、罐头或无水的)、醋、包装的梨酱、罐头食品、动物胶、果汁、发芽马铃薯、沙拉酱、肉汁酱料等,都含有亚硫酸盐这种物质,而几乎各种啤酒和含酒精的饮料中也都含有亚硫酸盐,可是却没有列在标签上,这就要我们自己注意了。

硝酸盐是仅次于亚硫酸盐的有毒添加物,原因是它能致癌。在美国,60%~65%的猪肉制品都含有亚硝酸盐,其他的肉类、禽肉、鱼类也都有。尤其是经人工处理的肉类,例如香肠、热狗、培根等,为了保持好看的粉红色以便快速出手,以及抑制肉毒杆菌的生长、预防食物中毒等,生产厂家常常会添加硝酸盐。硝酸盐本身并不是特别有害,可是一旦和食物中的胺化物结合在一起,就变成能致癌的亚硝胺。

有些加工食品的原料本身已经含有添加物了,而这些原先已经存在的添加物不会被标示在标签上,只有制造过程中最后阶段所用到的添加物才会注明。比如加工食品的成分中如果用到火腿和香酥油,可能火腿中已经含有亚硫酸盐;香酥油中可能已经掺入丁基羟基甲氧苯或二丁基羟苯甲苯,可是我们在产品标签上只会看到火腿和香酥油。

人工色素也有致癌的嫌疑,而且在对动物的试验中已经证明它的致癌性。除了人工色素之外,丁基羟基甲氧苯、二丁基羟基甲苯和人工调味料,都可能引起儿童的多动及行为异常。

味精早已经被大量使用,有很多人认为只要每次放入少量的味精,就不会有太大的问题,可是,一些试验表明,这种说法是站不住脚的。此外,美国的相关科研机构也证明味精能伤害动物的脑部神经,阻碍骨骼发育,导致肥胖症及不育。美国食品和药物管理局的添加物名单上就包含味精。过量地食用味精,会产生许多不良反应:麻木、衰弱、心悸、出冷汗及头痛,而且对肝功能也有影响。

如果每天都进食很多的加工食品,人体内的盐或糖含量会迅速升高。患高血压的人群尤其要注意这一点,加工食品中的含盐量很有可能已经超过医生建议的每天应摄取量的极限了。有很多加工食品甚至已经被它的外包装所污染,比如大部分罐头食品的罐子都是用铅焊接的,如果食物装入用铅焊接的罐子里,会使食物中的铅含量变成原来的 2～3 倍或是更多。

儿童长期摄取铅会造成神经性心理缺陷及行为异常,其中包括智能不足、注意力无法集中、多动及运动方面的障碍;对于孕妇来说,少量接触铝也是极危险的,可能造成基因突变而生出畸形儿,所以孕妇尤其要小心,不要吃含铅的食品。

塑料在食品包装方面用得很多,也常污染食品,塑料对人类健康的具体危害,还有待于科学的进一步论证。

防治策略

(1)食品标签中如果标有不认识的成分不要购买

这一点是最基本的,因为一般大众都担心食品添加物的安全性,所以出现在市面上的号称天然食品的东西越来越多。但遗憾的是,这个市场的快速成长反而造成了进一步的混乱,有些商人为了图利,借"天然"之名欺骗消费者。

如果标签上注明百分之百的天然,那么食物中就应该不含任何香料、人工色素或是其他人工添加物及防腐剂。可是你必须小心,因为食品标签上"天然"这两个字并没有任何法律上的依据,可能完全是一种炒作行为,只是为了迎合大众的愿望,这类食品是没有任何质量保证的。由于消费者对天然食品的需求量很大,许多公司就常运用某些销售上的伎俩,使人误以为它们的产品是真的天然产品、绿色产品。所以要注意,不要被标签上的"天然"字样、图片,或是特别用来标示不含任何添加物的大号字体所误导。仔细地读完整个标签上所列出的成分,如果除了食物之外尚有不认得的东西,最好别买。

(2)购买超市里的天然绿色食品

虽然超市里卖的天然食品售价要比普通市场里高一些,但是通常可以避免购买到假货,所以为了健康尽量购买正规超市的食品。

(3)不要购买超市中的塑料包装食品

虽然包装食品中有一些的确是天然食品,公司对包装特别小心,可是还是有很多产品采用塑料包装。如此一来,塑料成分很可能进入食物里。大部分的天然罐头食品都使用无铅罐,而且越来越多的大型供货商也改用无铅的罐子,这些应该可以在超级市场或大型超市里找得到。无铅食品包装基本上采用两种罐子:用无铅法焊接和用整片铝做的。

(4)不要购买铅焊罐子的食品

焊接的罐子在上面和底部的周围都有突出来的接缝,这一点很明显。要牢记用铅焊的罐子,接缝不仅很明显、突出,而且会有焊接的痕迹。如果用手触摸罐子的周围,你会感觉到它的粗糙不光滑。这种罐子包装的食品不要买,哪怕有时候可能便宜些。而使用无铅法焊接的罐子,接缝很平、很细,且中间会有条细细的黑线或蓝线。一般我们很容易区分这两种罐子的不同。至于不含铅的铝罐也很容易区别,它是由一整片金属压制的,所以它的底部是圆的,顶部有一圈边缘,但是没有接缝。目前越来越多的正规食品企业开始改用无铅的罐子,所以我们购物时要留心观察一下,会很容易辨别的。

水果蔬菜中的有毒农药

在美国,光是加州地区,每年就会用掉2亿吨以上含有1 000种以上活性成分的农药。1993年,由独立实验室替美国国家资源防护委员会所做的研究发现,接受实验的农产品中有44%都有农药残余,其种类达19种之多。而几乎一半的农产品都含有4种不同的农药。这是一个多么惊人的数字啊!

农药所用的化学品有3种主要的等级:有机氯、有机磷酸盐及氨基甲酸盐。

有机氯农药能破坏农作物害虫的中枢神经,使它们抽搐及死亡。有机氯也会积存在人体的脂肪里,并随时间而累积。有机氯农药在1960和1970年曾被大量使用,其中有许多品种到今天还存在。至目前为止,有3种有机氯相继被禁使:1973年开始禁用DDT;1974年禁用阿特灵;1979年禁用安特灵。但是,这些有毒物质可以残留在泥土及水源里长达50~75年。如DDT已经禁用了30年之久,但在农作物采样中仍然发现了DDT的残余量比其他农药还高出数十倍。

有机磷酸盐是当今使用最广的农药。与有机氯不同的是,有机磷酸盐可在 60 天内分解成一些无害的化学物质,所以比较不具有长远性的威胁。有机磷酸盐可以阻挠虫子体内神经传导,导致其抽搐而死,部分有机磷酸盐能破坏动物的基因。

尿素也是目前被普遍使用的农药之一,它的毒性和持续性介于有机氯和有机磷酸盐之间。有人怀疑尿素中的一些成分是造成畸形儿的原因之一,但这还有待进一步科学论证。

国家对每一种农作物及不同的食品种类都规定有一个农药残余的限度,可是相同的农药在不同的水果或蔬菜上的容许度也不一样。容许度和两个因素密切相关:一是农药的安全性;二是每一种食物的消耗量,这是有一定科学道理的。

防治策略

(1)购买有机蔬菜和水果

有机食物的确比较贵,可是如果从可能省下来的医药费中平衡计算一下,那么,还是很划得来的。但是,也要注意,标签上写"有机"并不表示它真的是有机食品。最好是购买经国家有关部门核准的产品。有时候,我们也可以从产品本身来判断其是不是有机产品。有机水果和瓜果通常比一般的蔬菜水果小,外观难看些,颜色也不均匀。不过这种有机产品让我们吃着放心。而那些外表好看,却含有石蜡的苹果或是染过色的柑橘吃起来会伤害我们的身体。

(2)尽量用水煮的方法除农药

用水煮的方法可以使蔬菜上的有机农药除去 80% ,你可以试着多吃水煮的食物,但要记住,这样的水不能再次饮用。

(3)如有可能,直接从菜地订购蔬菜

那些有机产品通常是直接从菜地里运来的,所以你可以了解它们的种植方法。保存新鲜的农产品可能相当麻烦,不过你至少能每次多订购一些有机谷类、豆类和脱水水果。

如果没有别的选择,吃水果蔬菜之前,建议用洗洁精来清洗,也可以除掉些农药残余。但是,要注意在洗掉农药残余的同时,一定要把洗洁精的残余彻底冲洗干净。

(4)剥掉蔬菜外层叶子

把蔬菜外层的叶子剥掉也是避免农药残余侵害的一个有效的办法。有研究表明,白菜和生菜最外面的叶子所含有的农药残余要比里面的叶子高31%。

此外,既然有机产品不是随时可以买得到的,有一个真正的好方法,就是自己在家里种菜。即使住在市区,你也可以在社区花园、屋顶、窗台或是阳台种菜。也可以用无土法来种菜,如用豆芽机试着种豆芽和蘑菇等。不过,如果你自己种菜,请务必使用有机种植法,千万不要再用化学农药和肥料。

被污染的肉、奶、蛋、鱼等

肉、蛋、奶等高营养食物的形成有多条食物链。这期间不仅会有化学污染,更可能有生物污染和病毒污染。多数动物自身就具有消毒、排毒的功能,但也有大批动物是病死、毒死后流通到市场上来的,这些动物的肉、蛋、奶或含有化学物质,或含有病菌毒素,它们广泛散布于食物之中,形成"隐形杀手",威胁人类健康。

目前,市面上的肉类及动物性产品很多来自工厂式的农场,他们养动物就好像是在制造"生物机器"一样。动物被关在又黑又拥挤的地方,每天吃含有大量化学物质却没有营养的饲料,几乎没有机会运动,也呼吸不到新鲜的空气。这样养出来的动物怎么能成为高品质的食物呢?今天我们所吃到的动物加工食品和我们以前所吃的已经大不相同了。因为现代科学已经能够控制基因,促使动物都生长得很快,可是品质却很差。工厂里饲养的动物所受的污染大半来自饲料。市面上出售的饲料大多含有刺激生长的色素、激素,预防疾病清除农药,杀真菌的药物,以及刺激动物胃口的调味料。这些饲料里的毒素很可能会停留在鸡鸭等的肉里,并随着食物进入人体内。据统计,有大约140种药物及农药可能留在生的肉类及鸡鸭体里,其中40多种能致癌或是有致癌的可能性,有20种会造成胎儿畸形,有6种会引起基因的变异。

有机氯农药和DDT等均为脂溶性的,如果动物吃了被这些农药污染了的饲料,农药会在这些动物的体内存留很长的时间,而且大部分存在脂肪组织中。这些农药残余也会随着动物被加工成食品而流入人体内。

鱼类和海鲜也可能含有大量的海水污染物质,鱼类能吸收并累积比附近海水高出2 000倍以上的污染物质。鱼类和海鲜里最令人担心的两种污染物是有毒的物质和能致癌的海上垃圾,而倾倒场附近所捕获的鱼类和海鲜有时候则含有放射性物质。此外,捕鱼人抓到海鲜之后,也可能会用防腐剂来保持它们的新鲜。如牡蛎、龙虾、螃蟹、干贝和虾常用亚硫酸盐来保鲜。当我们食用的时候便会给身体造成不可估量的伤害。

防治策略

(1)减少肉类的摄取量,从谷类中补充营养

由于当前某些饲养动物的方式不规范,导致大家一谈到心脏病、肠癌、中风等疾病时,就会联想到日常饮食中摄入的过多的动物脂肪。很多人所摄取的蛋白质远超过他们真正所需要的。其实我们从谷物、豆类、核桃和蔬菜中所摄取的氨基酸基本可以满足我们人体对蛋白质的需要,所以,建议大家减少肉类的摄取量。

(2)去超市购买放养的鸡鸭肉类

如果一定要吃肉,最好到大型超市去购买农户放养的鸡鸭和其他动物的肉制品,这些动物在生长的过程中没有吃激素、化学物质、药物或是抗生素;也可以用被污染可能性较小的食品来代替它们。

(3)少食内脏和肥肉

前面已经说过,有机食品中的"有机"在很多国家或地区都没有法定的定义。为了减少毒素的危害,应尽量避免买肝、胰脏及其他内脏,因为这些部位是毒素非常集中的地方。烹调之前要先把肥肉部分切除单独处理,因为脂肪比肌肉更容易累积有害物。而且最好是买现切的,而不是用塑料袋封死的肉类或家禽。

(4)买土鸡蛋

请尽量买农家散养的土鸡蛋,这些鸡没有吃抗生素或是刺激生长的药。

(5)买脱脂牛奶

牛奶可能含有饲料里所用到的所有的化学物质或是药物。今天的牛奶一般都含有农药残余,因为饲料可能已被农药残余污染,污染物通常都是累积在脂肪里,所以脂肪含量越少的牛奶,受危害的程度也越低。大部分市面上的牛奶都经过高温杀菌、高压及强化处理,但高温杀菌只是加温杀菌而已,高压处理是在巨大压力之下搅拌牛奶,使脂肪微粒的大小变得很均匀,以改进牛奶的味道及颜色,并防止起泡。这两种工艺的过程不会造成化学污染,只有极少数经过杀菌及高压处理的牛奶是不含添加剂的。一般来说,牛奶都要进行强化处理,就是在牛奶里添加丙二醇(无色无味液体)、乙醇和二丁基羟基甲苯等,这也会给健康带来危害。

(6)买玻璃瓶装或纸盒装的牛奶

如果有可能,应买玻璃瓶装的牛奶,或购买纸盒装的牛奶,避免买塑料容器装的牛奶,因为你喝牛奶的同时也会喝下塑料中的有害物质。有些热衷于健康食品的人偏好喝生奶。生奶的好处主要在于它完全没有经过加工,因此不含任何添加物。然而生奶的安全性却是一个值得讨论的问题。拥护健康食品的人说生奶比较营养,因为杀菌处理会把牛奶里的维生素和酶破坏掉。其实,杀菌处理只会影响 3 种维生素:维生素 B_1、维生素 B_{12} 和维生素 C,而且失去的量不会超过 10%。以这 3 种维生素来说,牛奶都不是摄取它们的主要来源。但是生奶含有中沙门菌,这远比营养流失的问题更大,所以,我们更倾向于鲜奶煮沸,这样我们就可以享受到比一般经过杀菌、高压及强化处理的牛奶更纯的牛奶了。当然,你也可以试着自己用有机大豆做豆奶或豆浆。

(7)多买深海鱼类

买鱼的时候尽量挑选生长在深海地区及远离人类污染的鱼,例如,鲱鱼、沙丁鱼、鳗鱼、小型鲑鱼、鳕鱼、鲳鱼、鲈鱼等。避免吃沿岸的淡水鱼,因为这种鱼类更容易接触到污染的水域。

(8)少吃甲壳类或贝类食物

要买不受污染的甲壳类或贝类海鲜非常困难。能吃的甲壳类和贝类大多生长在沿海水域,而且因为其生理特点,它们需要大量地吞吐海水,自然就变成了收集水污染物质的高手,所以应尽量少吃。

糖类使儿童智力下降

通常,妇女和儿童最喜爱吃糖。我们都知道食用过多的甜食对身体不好,可是我们还是忍不住要吃。对普通人来说,糖会使脑部产生一些化学变化,从而引起沮丧、头痛、情绪不稳定、失眠、高血压以及行为上的某些问题。所以我们只能适量摄取。

对人体最具危害的是人工糖精。虽然糖精能使人类致癌,但多年来它仍被人们广泛使用,尤其在工业上或是个体手工业中。经过多方努力,药检局终于开始全面禁止使用糖精。大多数的糖是由苯丙氨酸和天冬酸所做成的天然糖,不含任何的人工添加剂。在身体里面,这些天然产生的物质会分解成许多种含蛋白质的食品都含有的氨基酸。这听起来好像没什么害处,其实不然。因为有太多的食品含有糖,我们在不知不觉中就会过量摄取。根据美国食品和药物管理局的标准,如果1个儿童1天喝5罐汽水就会达到标准的最高极限;大人如果喝16罐则会超过标准。听上去有点奇怪,有多少人1天会喝到16罐汽水?可是如果你喝的牛奶里有糖;早餐的麦片粥和可可里也有糖;午餐吃点果冻,喝一点冷水,里面也有糖;晚餐时再吃下含有糖的巧克力布丁,也许又喝了一点橘子水,那么你体内的糖分很快就会累积起来。儿童如果过度摄取糖分,就会遭遇学习上的障碍,或是产生行为方面的问题。

防治策略

(1)蜂蜜代糖百利无害

蜂蜜含有葡萄糖和果糖,一般而言是污染最少的糖类,如果蜜蜂沾染了农药也不可能再回到蜂窝中,同伴们会将它逐出以保护幼蜂。购买蜂蜜时,尽量选颜色淡的,颜色深的蜂蜜味道一般比较怪异,如果代替糖来食用,会盖过食物本身的味道。食谱里要用到糖的地方都可以用蜂蜜代替。一杯糖可以用半杯到1/4杯的蜂蜜代替。每用1/4杯蜂蜜,食谱里规定的水分也应相应减少 1/4 杯。

（2）少吃糖类食品

每当孩子闹着要糖吃时，你怎么办呢？每天吃新鲜的食物，需要时小心而有节制地吃一点白糖，这种办法肯定比吃人工糖精要安全。但要注意适量，因为，饮食里含有太多糖精或蔗糖，会造成严重的营养不足、抵抗力衰退，引发糖尿病、低血糖症、胃溃疡、心脏病、高血压，伤害牙齿，同时它也会刺激食欲使人发胖。所以尽量少吃含大量蔗糖的加工食品，而且尽量购买不加糖的产品，买东西时要养成看标签的习惯，这对控制糖量很有助益。就食物而言，精制白糖是高度污染的东西，因为甘蔗种植过程中本身已经被农药浸染过，制造时用了天然瓦斯，而漂白时又用了化学物质。所以，为了身体健康，应尽量选择购买污染较少且不是用甘蔗做的糖。

（3）如果能买到枣糖和无花果糖会更好

枣糖和无花果糖浆是很好吃且方便的代糖，虽然可能有些贵。因为它们是从真正的食物里提炼出来的，所以是少数的有营养价值的代糖。枣糖是把枣脱水之后磨成粗颗粒状的砂糖，无花果糖浆是把无花果放在水里煮进而提炼出来的。虽然枣糖在咖啡里不太容易溶化，可是做菜时很好用，食谱里需要红糖的地方都可以用等量的枣糖代替；而食谱里要求用糖浆的地方可以改用无花果糖浆，1 杯兑换 1 杯。不过这 2 种糖可能比较难买。

让食物变质的细菌

并不是所有食品里的有害污染都是人为的，有时候大自然中的毒素也会出现在食物中。如沙门菌、梭状芽孢杆菌、葡萄球菌和肉毒杆菌，这是一些微生物，它们以分裂的方式不断地进行无性繁殖，能污染所有的食物，引起腹泻、腹痛、头痛。情况严重也可能会致命，尤其是老年人、儿童和妇女更应当注意这类病菌的危害。

沙门菌是引起食物中毒最普通的原因之一，沙门菌最喜欢在蛋、家禽、生肉、鱼、牛奶以及由这些东西所做的食品里繁殖。沙门菌引起中毒的症状包括：头痛、发热、腹泻和呕吐。这些症状在中毒之后 24 小时内就会发作，康复时间一般需要 2 ~ 4 天,4 岁以下的儿童或老年人状况可能会更严重些。

在能引起疾病的微生物中,梭状芽孢杆菌算得上是散布最广的一种了,在泥土里、灰尘里、食物里以及温血动物的肠子里都有。如果误食了含有大量梭状芽孢杆菌的食物,12 小时之内就会出现腹泻及腹痛的症状。

随着人的接触,葡萄球菌会进入食物中,并在肉类、蛋类制品、家禽、鱿鱼、奶油制的糕饼以及夹心三明治中繁殖。葡萄球菌如果大量繁殖会形成一种毒素,即使用煮的或是烤的方法都无法消灭它。中毒后的症状有腹泻、呕吐和腹部疼挛。在吃下有毒食物之后 1 ~ 7 小时内发生反应,在 24 ~ 48 小时之内逐渐好转。

自然环境里面充满了无毒害作用的孢子,但遇到适当的环境就会迅速分裂,并制造毒素。吃下有毒食物,在 12 ~ 36 小时之内会出现视线重叠、说话困难、无法吞咽以及呼吸系统逐渐麻痹的症状。如果怀疑是肉毒杆菌中毒,应立刻就医。延误就医,后果会非常严重。

另外一种中毒来自黄曲霉素,这种毒素主要存在于霉变的小麦、玉米、稻米、大麦、无花果、棉花籽、豆类中。长期食用黄曲霉素是诱发肝炎及肝癌的主要原因之一。

防治策略

(1)买包装食品的注意事项

买包装食品或是罐头食品时,绝对不要买过期或是有包装质量问题的。例如,包装有所破损,罐头变形或是漏气,尤其不要买罐盖突起的,因为里面很可能已经滋生肉毒杆菌,并且分泌出了大量有毒气体。注意肉类、禽类或是冷冻食品是否存放在能冷冻的地方。这些东西最好是最后买,免得提前解冻。买了冷冻食品应立刻回家,一到家立刻把这类食物放进冰箱,凡是冷冻食品都应立刻放进冷冻设备里。

(2)冷藏能有效防止细菌繁殖

冷藏(4 ~ 5 ℃)或是冷冻(-17.5 ℃)可以减慢或抑止细菌繁殖。烹饪之前要加速解冻。先把冷冻食物放在冷藏室里解冻,或是直接下锅煮;也可以把食物放在密闭的塑料袋里,丢进冷水中。不要把食物暴露在室温之下解冻,因为空气中到处都有细菌,随时都会在食物上滋长。

（3）避免食物交叉污染

准备食物的时候，应当小心处理，可以避免食物之间的交叉污染。切过生肉之后，用温水仔细洗干净你的手、刀及切菜板，然后再切别的东西。因为生肉里的细菌很容易传到别的食物上，待环境合适时再继续繁殖。如果手被割伤或有其他伤痕，做菜的时候可以戴上橡胶手套保护伤口，以免食物上的细菌感染伤口，或是伤口的细菌传染到食物上。细菌在室温中繁殖得很快，所以做好的菜最好在 2 小时之内吃掉。没吃完的剩菜也应尽快放进冰箱里，避免细菌的繁殖。

（4）摸过宠物后要先洗手

家中的宠物也是带菌体，摸过宠物之后要先洗手才能加工食物。宠物的食具、玩具等应该放在厨房外面。食物、烹饪器皿或准备食物的厨房不要让宠物接近。尤其要教导孩子，绝不可抱着宠物就餐或进食。饭前一定要洗手。

（5）高温消毒

大部分的细菌碰到高温都会死亡，所以食用肉类要多利用肉类温度计并把肉彻底煮熟。吃剩菜之前也应该彻底加热，而不是只温热一下。自己做罐装食品最容易发生肉毒杆菌中毒。如果自行装罐，一定要把罐子仔细消毒，而且密封好。食物若放在没有氧气却温暖的地方也很容易生长肉毒杆菌。这种情形听起来好像不太可能，可是却时常发生。例如，你把吃剩的马铃薯包在锡箔纸里，在室温下放置一夜，或是把吃剩的蔬菜泡在牛油或其他油里面。过些时候看看，是否会发现明显的异常现象？

（6）凉爽干燥能防止细菌繁殖

以黄曲霉素来说，在买回来的食物里很可能已经有这种毒素而肉眼却看不见。如果你常吃核桃的话，尽量把它们放在凉爽干燥的储藏室里，变色或发霉的一定不要吃。

烧烤食物对身体的危害

大多数烤过的食物都含有苯，这是一种已经被证实的会致癌的物质。

烤食物的温度、使用的燃料以及食物所含的脂肪都会影响到苯形成的数量。把肉放在烤炭或是煤气烤炉的火焰上烤最容易产生苯。用炭烤的时候,肉越接近炭火,所产生的苯也越多;直接在炭火或是煤气灶上烤一段时间,苯的含量更会快速增加。

防治策略

(1)把肉放在火焰或电圈下面烤不会产生苯

把肉放在火焰或是电圈下面烤不会产生苯,因此,把肉放在烤肉器的下方烤并多刷烤肉酱最为科学。

(2)经过射线照射的食物也不可多食用

经过放射线照射的食物的安全性备受争议。虽然食物用 X 线照射的方法来保存,食物本身并不会因此而含有放射性。有的人怀疑,如果经常吃放射线处理过的食物就会诱发白血病和其他癌症,或者肾方面的疾病。但是到目前为止,尚无因此而发生的中毒事件。但放射线会改变食物的营养,破坏蛋白质及维生素。虽然破坏的程度不会超过烹饪,可是经过放射线处理的食物在煮过之后所剩下的营养还是比煮过的新鲜食品差。即使目前无法科学地证实经过放射线照射的食物对人体有害,但是吃这种用不自然方法处理过的食物也不可能有什么好处,因此不赞成用放射线来处理各种食物。

滋补品让人反受其害

那些广告做得很诱人、颜色夺目、效果又强的滋补品,它们可能含有二丁基羟基甲苯、丁基羟基甲氧苯、人工香味、人工色素、糖、矿物油、亚硫酸盐和滑石粉等,其亮丽的表层很可能是用塑胶做的。装在胶囊里的维生素,为了防腐,还可能加了甲醛这种有毒物质。因此,我们必须提防。

防治策略

(1)不要服用含添加物的补品

如果你一定要吃维生素,至少选一种不含添加物的品牌,这是最基本的健康要求。比较复杂的问题是:你喜欢吃天然的维生素和矿物质,还是服用化学合成的维生素,这个问题要根据各人情况而定。

（2）对症下药，不要乱补

首先明确自己是否真的需要这些补品，建议有症则补，对症下药；无症则免，不要乱补。

（3）补充天然食品

到底该吃天然的食品，还是人工的维生素，这也是一个议论颇多的话题。虽然这2种维生素在化学结构上大致相同，可是生物活性不完全相同，这些因素会影响维生素对人体的营养价值。有很多报告指出，天然的维生素因为生物活性度较高，所以被人体利用的价值比人工维生素高。

但是，真正的维生素和矿物质还是来自食物，如食物里面分离出来的成分（例如胚芽小麦油）、去掉水分及纤维的浓缩粉状食物（例如大麦叶汁粉），或是浓缩食品（例如花粉），还有烹饪用的发酵粉、海藻、叶绿素、鱼肝油和胚芽小麦油等。

市面上的维生素都是经过强化处理的，即把效果低的天然维生素和效果高的人造维生素混在一起，或是以天然产品为基础的人工维生素，对一般人来说，这2种维生素是没有什么区别。

第二节

饮用水和饮料中的危害

很多人认为,打开水龙头就可以接到干净的水,不过,目前也有人开始怀疑:自来水究竟能否安全使用? 水里是否含有病菌、病毒、有毒化学物质?

自来水中的有毒物质

我们所接触到的水质污染很多。根据调查研究,儿童受到的水污染中有29%～43%(依化学物质及浓度而定)能够透过皮肤侵入身体,成人则有50%～70%经由皮肤进入人体;而且美国环保署也证实,从冲澡的热水中所散发出的三氯甲烷(无色挥发液体)是一种空气中的污染物质,所以就连吸进水汽都有较大的危险。这绝不是骇人听闻!

美国环保署的检验结果显示,饮用水中有大约700种水污染物质。取样来自地下水、都市水源、水井中的泉水等,其中至少有22种会致癌。我们不能确定到底有多少水污染物质是致癌物,因为并不是全部的污染物都做过实验。

有人估计这700种我们所知道的水污染物质,可能只占了一般都市饮用水中所含污染物的10%。目前我们尚无法用实验测出所有饮用水中可能含有的有害物质。最普遍的水污染物质是各种三卤甲烷(这是一种有毒的有机物质),而其中最普遍的是三氯甲烷。三卤甲烷之所以产生,是因为作为消毒剂的氯在水里和大自然中的有机体(例如泥土中的枯叶和腐殖质)结合在一起。根据美国环保署的调查,几乎所有美国境内的水源,只要是氯化过,都含有三卤甲烷。其中,三氯甲烷会伤害肝及肾功能,并可能影响中枢神经系统的功能,甚至可能使人致癌。城市中的自来水过氯消毒仅仅是其中的一道工序。

第二种最普通的水污染物是氟,很多公共水源里都加了氟,为的是减少儿童的蛀牙。对于氟的使用争论很多,因为用量过多会降低免疫系统的功能,引发心源性疾病,导致畸形儿的产生,甚至引发癌症。美国大众健康服务中心建议,每人每天最多只能摄取1毫克的氟,问题是,如果我们把自来水中的氟和牙膏、漱口水、果汁中所使用的加了氟的水,以及加工食品和饮料中的氟全部加起来,往往已经超量。

用来输送水的水管,一路从水加工厂到每个家庭,在一定环境下也会产生污染物,像镉、铜、铁、铅和锌,都有可能从水管里溶解到水中。镉会伤害肾,引起贫血症、心脏问题、高血压、畸形儿和癌症;铅可能引发头痛、神经问题、儿童心智迟钝、学习障碍、畸形儿以及各种癌症;石棉水泥所做的水管更易产生致癌的石棉。塑胶工业坚持认为由 PVC 所做的水管比较安全,可是专门的研究报告指出,有一些有毒和致癌物质能从 PVC 管子渗透溶解到水中,长此以往,其中的主要成分氯乙烯便会溶进水里并和其他一些物质结合,使水污染,甚至成为致癌物质。

前面提到的污染物绝对不足以包含水源里所有可能存在的有害东西。通常我们说,水是宇宙的溶剂,因为它每经过一个地方就可能带走一点东西。今天,不管是地表水还是地下水都已经被长期以来的工业废弃物所污染,家庭用水里包含的东西,从致癌物质硝酸盐到杀虫剂,再到工业用溶剂,一应俱全。

有害的瓶装水

在净化用水方面你有2种选择,一种是瓶装水;另一种是滤水器。瓶装水一般来说应该不含细菌及含氯物质。很多消费者相信瓶装水比自来水的水质好,但从事实上来说,这不一定正确。很多瓶装水其实只是稍微进行加工过的自来水,它们的水质也不均匀,这要看当地的水质以及过滤净化方法。为了喝干净的水而去买装在塑胶瓶里的水,有时是没有意义的,因为塑胶成分在一定环境下很快就会溶解到水里。检测机构对瓶装水的规定也很混乱,而且经常改变,监管机构也非常不健全。

要买滤水器,事先要详加考察,没有哪一种牌子是适合每一种水源及所有的家庭的。首先,你必须先弄清你的饮水里有哪些污染物是必须清除的,因为针对不同污染物,有不同的过滤方法,所以必须买适合你的水源的滤水器。当然,更要适合你的家庭。千万不要忘记的一点是,即使做了检验也只检验了其中几项无机化合物,而水里面可能还有许多其他的污染物没有被检验。更何况,水质是经常改变的,第一次做分析时没有发现的污染物可能下一次就会出现了。

以目前供水的情况来看,每一个家庭都应该关心水质的问题,而每一个人应自行负责净化饮水。为了要净化饮水,应了解水中污染物的性质。

第一类是微粒(不溶于水的微小粒子)——石棉、砷、重金属(钴、铬、镍、汞、铅、镉、锰、银)、铁锈、污物等。

第二类是可在水中溶解的固体——氟化盐、硝酸盐、硫酸盐等。

第三类是挥发性化学物质(会蒸发掉的非微粒性物质)——氯、氯胺、三氯甲烷、氯化烃、农药(DDT、六氯化苯、氯丹)、四氯化碳、三氯乙烯、二甲苯、甲苯等。

第四类是微生物细菌、病毒等。

生活用水中的有害元素

净化水有 3 种基本的方法,一般的净水单位,可能只采取一种方法,也可能混合使用各种方法。这 3 种方法是:活性炭吸附法、反渗透法和蒸馏法。虽然滤水器有很多种品牌和不同的设计,但每一种方法都只能清除某些特定的污染物,对其他的污染物则起不到过滤作用。

如果你确定你的水中有石棉物质的有害物,买一个可以消除石棉的滤水器,顺便也可以消除砷、铅、镉、泥土和其他的微粒物质。如果你想除掉水中的氟,其他的可溶解固体也会跟着消除。一个能除掉氯的净水器也能处理水中其他的挥发性化学物质。所以,选购滤水器,除了要清除饮用水中含有什么样的微粒或溶解固体外,为了安全起见,最好买一个蒸馏器或是反渗透式又兼具活性炭功能的滤水器。

防治策略

(1)活性炭(能吸附)

最便宜的净水方式就是活性炭,其他的不仅昂贵而且复杂。虽然它对微粒、溶解固体或是微生物毫无办法(不能杀死或使之分解吸附),但却是解决挥发性化学物质的最好方法。所以,如果你买不起较贵的滤水器,装个活性炭的滤水器总比什么都没有好。活性炭是以吸附的方式来净化水质的,利用的是它的物理性质。其中的每一个小炭粒都像是充满了细孔的蜂巢,它会吸引而且抓住污染物的全部分子。当水流经过的时候,气孔吸收污染物分子,越吸越多,一直到所有的气孔都吸满了(饱和状态),这时候它们便不能再吸附污染物。所以用这种滤水器,最重要的是要及时更换其中的过滤器。至于什么时候该更换过滤器,要看过滤器里含有多少活性炭,活性炭越多,其中的微孔也越多,吸附的污染物也多。一般装在水龙头里的小过滤器其实没什么用处,它们只对第一杯水有用,而且很快就饱和了,作用微乎其微。

活性炭滤水器的另一个通病是滋生细菌。细菌经常在装碳的过滤匣里生长,以碳元素(有机物)为食物,而且可以快速繁殖。至于细菌是否会致使这种过滤器的使用者生病,目前还不清楚。有些粒状炭滤水器带有一种"反洗"功能来抑制细菌的生长,进而使之灭绝。它是以杠杆式的装置使热水以反方向冲洗其中的炭(以热杀死细菌)。虽然反方向冲洗可以杀死一些细菌,但还不如把整块炭换掉来得方便及可靠。另外,有一种"制菌作用"滤水器则附加了银来控制细菌的生长(银可抑制细菌生长)。但根据美国环保署的研究,这种做法不但不利于人体健康,而且其中的银也只能杀死少数几种细菌而不是全部。

只要使用得当,活性炭滤水器还是很有效果的。一般来说,整块炭会比装在一个容器里的好,因为它维持的时间比较久,而且压缩性的设计也使它不易滋生细菌。在美国,最便宜的滤水器装过滤匣的地方是塑胶制的。水流通过时会和塑胶(成分为氯乙烯可溶水)接触,如果时间不长,可能不会影响水质,但如果停留的时间够长,水可能会吸收塑胶中的聚合体。这种塑胶装置对人体并不会产生太大的影响,但对塑胶极度敏感的人,就应该选择不锈钢制的。使用块状炭滤水器有 2 种基本的形式:一种放在台子上,用管子和水龙头连接;另外一种是架在水槽底下的水管上,使滤过的水从主龙头出来,或是另外接一个专用的水龙头。

如果及时更换过滤器中的炭应该没问题。至于过多久换一次炭要看水的流量以及过滤器中的含碳量(尽量使含碳量多)。可以估计每天的用水量和斟酌过滤炭的有效期,确定更换日期并在日历上记下应更换的日期,宁可比预定日期提前更换过滤器中的炭,就算换得太勤也无妨,但至少 1 年换一次,否则活性炭过滤可能达不到预期效果。市面上有很多这种滤水器,可以比较一下,综合考虑滤水器本身以及过滤匣的价格和使用寿命。

还有 2 种特殊的粒状活性炭滤水器:一种是专门用来放在浴室中过滤洗澡用水的;另一种是可以过滤家中所有水的。

最好是将滤水器装在家中的入水口,这样所有的水都会被过滤,包括洗澡、刷牙、洗碗时所用的水。而浴室喷头滤水器只能直接塞在喷头里,也就只能净化洗澡的水。单个过滤可以省钱,一些不必过滤的水(比如冲马桶的水)可以不过滤。

(2)反渗透式滤水器

反渗透式滤水器的原理是利用一个隔膜,只让小的水分子通行而阻挡住大分子的污染物。实际上,植物也是利用类似的方法来净化水的。水在植物体内流动,在通过植物纤维质的时候,污水就会被处理。反渗透式滤水器是去除微粒和溶解固体的最好办法,可是它也有一个缺点,那就是它不能消灭微生物(尤其是病毒),而且对具有挥发性的化学物质也是毫无办法的。

正是因为这个原因,反渗透隔膜都是和活性炭过滤器一起使用的。如果家中的水没有微粒或者溶解的固体,装一个含有反渗透隔膜的过滤器也是没有必要的。反渗透滤水器可以装在水槽底下,使用很方便,很容易维护。装好之后,打开开关,流出来的就是干净的水了。除了按照说明书定期更换隔膜、活性炭和特殊的微粒过滤器以外,并不需要花很多时间去维护它。这种滤水器有一个最大的缺点:水质会随着使用时间的增长而恶化,过滤的功能也会因为水压的变化而不太稳定。如果需要去除大部分的污染物,它绝对是比不上蒸馏器的。其实两者的价格相差并不多,为什么不买一个更好的呢?

（3）蒸馏式滤水器

如果要求品质好,而且又能经常保持水的纯净,那么没有别的滤水器能比得过蒸馏式滤水器。蒸馏的原理和大自然中水的循环理论是最相似的。太阳的热力使得水从地面上蒸发,留下一些残渣和不纯净的东西,经过冷却,再以雨、冰雹、雪等形式把干净的水送回大地。蒸馏器的工作原理是,把水经过加热变成水蒸气,再把水蒸气冷却成净水。用把水煮开的方法可以基本上杀死细菌和其他微生物,并让它们沉淀在加热器里,而其他微粒和溶解固体也因太重无法蒸发。因此,相比较而言蒸馏式滤水器滤过的水是最纯净的。

早期蒸馏器只注重用高温消除微生物和蒸发留下的固体物质,新型的设计具有特殊的挥发性气孔,或者是双重的蒸馏过程,可以帮助去除有挥发性的化学物质。大部分的蒸馏器还会加装一个活性炭过滤器来清除蒸馏后可能会留下的化学物质(包括一些极难分离的化学物质)。但是,不锈钢蒸馏器也有一个弊端,就是可能会把铝留在水中。曾经有实验室做过试验,所有接受检验的金属制蒸馏器都会产生或多或少的含铝物质。有些蒸馏器滤过的水,含铝量居然是原来的130%,使铝的含量超过一般人所能承受的极限。因为铝是一种有毒的重金属,可能会引起神经系统方面的疾病以及脑部的问题。所以,在这种情况下,可以改用玻璃蒸馏器。

蒸馏器最大的弊端是,必须自己接水。因为它不是自动的,所以得先打开阀门,然后把水管接到水龙头上去。在厨房的水槽附近装一部蒸馏器,使用起来就会非常简单和方便。虽然在蒸馏的时候,有几小时不能使用水槽,可是为了长久能有纯净的生活用水,这点代价算什么呢?

对人体有危害的酒精饮料

酒精对人体健康的危害众所皆知。酒精中毒会导致肝炎、心脏病、对疾病的抵抗力减弱、肝硬化、寿命减短、癌症、营养不良、胎儿酒精中毒并发症、脑部受损、静脉炎、中风、男性的胆固醇减低、静脉曲张、性无能、胸部扩大、丧失性欲以及毛发脱落等。有一项法案建议,所有含酒精饮料的标签上应该标示"小心!怀孕的妇女如果饮用含酒精饮料会造成基因变异,以致畸形儿。酒精会影响驾驶能力,使人上瘾,危害健康"。遗憾的是,食品、药物及化妆品法案里并没有规定含酒精饮料的标签上必须注明成分。所以很多对亚硫酸盐敏感的人因为喝酒而造成过敏,却不明其理。大部分酒里还有一种非酒精的有害物质,即亚硫酸盐。因此,含酒精饮品是双重的"隐形杀手"。

防治策略

(1)苹果汁、葡萄酒对身体更好

市面上有一些好的酒是没有添加物的,这一点很好,有少数牌子的酒甚至还是用有机苹果汁酿造的。对于那些希望能完全避开酒精的人,可以试试不含酒精的啤酒、用酿酒的葡萄所做的特种葡萄干或是会冒泡的果汁。不过,还是要仔细阅读标签,看看里面是否含有亚硫酸盐。果汁属于食品,所以如果含有亚硫酸盐,标签上一定得注明,否则就达不到预定的效果了。

(2)注意酒类标签的成分

要注意所谓"去酒精"的酒,这种酒,实际上虽然把酒精去除了,可是仍然在加工过程中用亚硫酸盐和其他添加物。虽然酒瓶上已经注明"去酒精"或"无酒精",但并不表示这种酒真的不含任何酒精。

揭秘家庭常用药的危害

大部分家庭的抽屉里都会储备一些常用药。非处方的成药有很多种，如止痛药、制酸剂、抗过敏剂、咳嗽糖浆、通便片等。通常所说的成药，是指在各个药房里很方便就能买到，不需要医生开药单的药；未经医生的指示，当自己觉得需要的时候就自己服用，不需时可不服用。这种药品只能暂时消除症状，并不能彻底治疗体内的疾病。

家里存放药物最大的危险是：家人可能因为不明用法，导致用药过量而中毒。儿童很容易被五颜六色的药丸吸引，如果他们误以为是糖果而大量吞食，后果则不堪设想。很多药物都具有不良反应。在这一章中将讨论一些常用的成药以及它们可能具有的危险性。国内有很多药物的不良反应是没有列在商标上的。一般药物只列举其有效成分，可是它们很可能还含有许多值得我们提防但不知道的成分，例如酒精、咖啡因、人工色素、调味料、糖、糖精及防腐剂等。

家庭用药安全常识

一般来说，家里的药物应当储存在干燥、低温、遮光处，注意不能低于0 ℃，以免发生冰冻。有时，家中的药物已经变质，人们却浑然不知。那么，怎样辨别药物是否变质？下面教你一些方法。

眼药水：如果出现颜色的改变或是内有沉淀物，就不能继续使用了。

内服药水：如果可以清楚地看到发霉，颜色发生变化，出现沉淀、絮状物等，就不能继续使用。

胶囊：请仔细辨认，有时胶囊的外壳有小的裂痕，这也意味着不能使用，千万不要舍不得扔，而使自己的身体受到伤害。

片剂：如果片剂表面出现斑点、变色、糖衣黏住等现象，就不能再使用了。

丸剂：如果有异味、变形等，就不能使用了。

一般药品的包装盒上都会标明生产日期、有效日期、保质期等，但由于盒子太大不易存放，很多家庭买了药以后，就将药品留下，而把外盒和说明书等一并扔掉。这的确节省了空间，可是，也没有办法知道药品的有效期限了，很容易导致误食过期药。如果要扔掉包装袋的话，可以将药名、有效期等资料抄在药瓶外面，以免误食过期药品。切记过期药品不可服！

服用成药其实就等于自己充当自己的医生。即使当自己的医生，也应该开正确的处方。实际上我们经常在服药或是给家人吃药的时候，根本没有事先考虑清楚：多少药量才是正确的？药物会不会有不良反应？会不会对健康有影响？是否对症下药？从 1962 年开始，美国食品和药物管理局一直在检验成药的有效成分。他们发现很多药的有效成分虽然是安全的，可是并没有效用，根本不能对症下药。有些时候，因为对自己的症状诊断错误，会吃下根本不需要吃的药。

症状是身体发出的疾病信号，它表示体内的某个地方异样，而身体自身也会想办法要治好它。例如，发热表示身体为了杀死某些细菌而把体温加高；咳嗽则表示身体正在想办法清除肺内的致病菌；头痛显示承受的压力太多，应休息一下，让身体放松下来。用药物来压抑各个症状绝不是好主意。成药的作用在于暂时减轻偶发的症状，但绝对不能经常服用。就像标签上所写的"如果症状没有改善，应该去看医生"，这是因为你可能得了比较严重的病，必须接受治疗。一般人服用成药的原因大多是为了止痛。大部分止痛药也能退热和减轻疼痛，而这些药的生产厂商也经常针对这些效用大做广告。止痛药的功用是挡住疼痛的刺激，不让疼痛信号传输给大脑。这种药成人连续服用不能超过 10 天，儿童则不能连续服用 5 天。

大部分的止痛药都至少含有下列成分中的一种：阿司匹林、退热净、布洛芬。阿司匹林是目前使用最广泛的止痛剂，根据美国食品和药物管理局的说法,如果用正确方法服用阿司匹林是安全而有效的,即阿司匹林不能连续服用 10 天以上,而且每 24 小时的药量不能超过 4 克。多年来阿司匹林的使用非常广泛,对大部分的人也都安全,可是在某些情况下,阿司匹林会有以下不良反应:阻碍血液的凝结,经常使用会引起缺铁性贫血,引发或造成消化性溃疡恶化,引起胃不舒服、胃痛,甚至胃出血,有哮喘病的人会产生变态反应。反应的程度可能有水肿、荨麻疹,还可能有危及生命的哮喘发作。刺激脑部及脊椎骨,接着压抑神经系统,产生的症状有呼吸困难、循环系统衰竭、昏迷及死亡。如果药量过重,还会破坏肺功能。阿司匹林的早期中毒会产生耳鸣、失聪、头痛、头晕、呕吐、呼吸加速、易怒、行为失常的现象。孕妇在服用阿司匹林之前,一定要咨询医生。18 岁以下的患者如果患水痘或是得了流行性感冒就不能服用阿司匹林,因为有可能会引起雷氏综合征,会导致一种致命的肝功能损伤疾病。

美国食品和药物管理局同时认为,如果药量正确,即连续服用不超过 10 天,而且 24 小时内用量不超过 4 克,则退热净是安全而有效的。对止痛和退热来说,等量的退热净和阿司匹林一样有效,可是它不能减轻关节炎的疼痛。很多人服用退热净是因为他们服用了阿司匹林后会产生变态反应或是胃不适。在某些情况下,退热净也会引起过敏,用药过量也会严重伤害肝功能,甚至危及生命。

布洛芬算是较新的止痛药,一直以来,只有凭医生处方才能买这种药。它的不良反应包括恶心、呕吐、胃痛、便秘、腹泻、脖子僵硬、头痛、发热、头晕、沮丧、失眠、视线模糊及手脚肿胀。如果对阿司匹林过敏,或曾经有过下列不适,就不应服用布洛芬,如头晕、支气管痉挛、肝病、高血压、心脏病、鼻息肉、胃溃疡或是肠内出血。怀孕最后 3 个月时,除非经由医生指示,否则绝对不能服用布洛芬。服用布洛芬可能使胎儿发育不正常,或是在孕妇生产时引发并发症。

头痛与发热并非都是疾病

一般人认为头痛是由感冒引起的,而感冒是由病毒所致,事实并非如此。美国曾经就此进行了统计,统计数字显示:10个头痛的人中大约有9个人是因为情绪上的原因引起的。情绪上的原因包括担忧、焦虑、沮丧等。美国食品和药物管理局的调查员发现,在一般药房买的成药,对治疗情绪性的头痛并没有帮助。其他种类的头痛包括偏头痛以及血压突然升高所引起的头痛,医学专家认为这两种头痛也不应该用一般的止痛成药来医治。除此之外,发炎也会引起头痛,例如鼻窦炎,或是脑膜炎,而脑部肿瘤也可能引起头痛。由上述原因引起的头痛应接受治疗,而不是随便服用成药。因此,美国食品和药物管理局表示,除非是发热或是喝醉酒所引起的头痛,否则不要吃止痛药。

防治策略

(1)彻底查找头痛病因

头痛也可能是因为各种食物过敏或是接触家中的某些物质而产生。如果经常头痛的话,应该把每天吃的东西、接触的化学品、做的每一件事,以及每次头痛的时间记录下来,以便找出头痛的原因。

(2)浓浓的薄荷茶能缓解头痛

为了暂时消除偶发性头痛,不管引发的原因是什么,都可以喝一杯浓浓的薄荷茶,然后小睡一下。也可以试试喝草药茶,例如,迷迭香、薄荷或是鼠尾草茶。按摩也是一个好办法,轻轻地摩擦疼痛的地方或是让颈部放松,尽量把头垂低,然后以最大的圆圈慢慢地转动。往浴缸里放一缸热水,自己泡在里面,额头上放一块冷毛巾,这样的话血液就不会集中在头部,因此能减缓疼痛。喝一碗酸辣汤也能治头痛,只是汤里不能加味精。

(3)湿毛巾和洗温水澡都是退热的应急措施

一般而言,如果体温超过37 ℃就算是发热。一旦体温超过38.8 ℃,同时又有严重的症状,就一定要送医诊治。至于介于这两者之间的热度,可以采取以下几个方法处理。

首先,应该判断人体是不是真的需要退热。在很多情况之下,发热可能是有益的,因为它会增加白细胞的活力,加强它们杀死细菌的能力。于是服用阿司匹林退热就产生了一个问题,它可能会干扰身体本身的抵抗力。所以也许热度退了,可是复原的时间却因此拖长了。

退热最简单的方法是在额头上放一块冷的湿毛巾,不过毛巾必须常常更换,因为它们很容易吸收热量。如果温度很高,可以用湿海绵擦拭全身,洗一个温水澡或是用湿布包住患者的全身。也有人用各式各样的草药茶来退热,如果觉得寻找这些草药太麻烦,可以加一点辣椒粉在热水、牛奶或茶水里面,也可装在胶囊里,和水一起服用,也能起到退热的作用。发热很容易使人脱水,所以必须尽量多地喝水。水中可以多加一些柠檬汁,同时应多服用维生素 C 片。

消灭消化道细菌、病毒

传染病是由病原微生物引起的。什么叫病原微生物呢? 是一种我们直接用肉眼无法观察到的细菌,通过光学显微镜、电子显微镜等精密的仪器和设备才能看到它们,所以它们被称为"微生物"。别看它们非常小,对人体的危害却极大。当微生物侵入人体后,它们能在人体内大量繁殖,使人得病,直至死亡。故它们被称为病原微生物,又可以叫作病原体,它们是导致各种传染病的直接原因。

大部分的感冒是由病毒引起的,往往不需要用药,"抗一下"就好了,只要身体状况不是很差,过几天自然会恢复。有些人认为,感冒了,"发发汗"就好了。每当孩子感冒发热,便把他按在床上,蒙上好几床棉被,弄得孩子全身大汗淋漓。实际上,这样做是不科学的,非但不会使孩子痊愈,反而会使孩子病情加重。因为这样做不利于散热,反而使人体丧失很多的水分和盐分。正确的做法是:开窗通风,保持室内空气畅通,并注意不要再次着凉就好了。还要注意多喝水,多休息。

那么,得了普通感冒怎么办呢? 下面介绍一些行之有效的方法。在家中服用一些中成药,比如银翘解毒片、感冒冲剂等,或者喝一些姜汤,都是很好的办法。因为大部分的感冒是由病毒引起的,所以一些有抗病毒效果的药品也可以服用。不过这种方法的效果不是十分肯定,而且会有一些不良反应,所以近年来正在被逐步淘汰。如果发热的热度较高,如38 ℃以上,可以吃一片复方阿司匹林片,但是要注意不能多吃,尤其是婴幼儿,应避免使用。

特别应该注意的是,滥用抗生素的后果是极其严重的。抗生素虽然可以抵抗病菌,但对人体也有许多不良反应。比如,青霉素是抗生素中毒性较小的,但它容易使人体发生严重的变态反应,这也就是注射或者口服青霉素之前都要进行皮试的原因。还有一些抗生素有着比青霉素更大的毒害,比如,庆大霉素、链霉素、卡那霉素等,都对脑神经有毒性,又可能引起耳鸣、耳聋、眩晕,更甚的是,对肾功能也有损害。链霉素还有可能引起全身发麻。

氯霉素、合霉素等抗生素还会抑制骨髓造血功能,严重者有的甚至可引起粒细胞缺乏症或者再生障碍性贫血,危及生命。抗生素的毒性是和剂量息息相关的:用量越大,毒性就会越强。例如,红霉素、四环素等抗生素对肝脏有毒害,长期大量服用可能会引起肝功能损害,如氨基转移酶的升高或者脂肪肝等。灰黄霉素也是一种抗生素,它亦可以引起氨基转移酶的升高。四环素会妨碍婴幼儿的牙齿和骨骼的发育和生长。

抗生素虽然可以治疗一些疾病,但是如果使用不当,对人体的危害是巨大的。因此,千万不要滥用抗生素,即使要用也一定要在医生的指导下服用。除了止痛药广告之外,电视上还经常有制酸剂的广告,包括药水、胶浆、药丸、胶囊、药粉等,都是为了减轻胃痛、胃酸或是因为胃酸过多而引起的消化不良。每个人或多或少都有胃不适,比如胃不舒服、反酸等。恶心有时候也和胃肠道功能有关,但这也可能是因为食物中毒、激素改变(怀孕及生理期间)、对食物过敏或是晕车、晕船等。

制酸剂是靠化学作用来中和胃里面过多的盐酸。和其他的药物相比,它们还算安全,不过,这些药所含的某些成分对一部分人群可能会有危险,尤其是对长期服用,而药剂又过量的人群。有些制酸剂中含有铝的化合物,对肾功能有问题或是正在接受洗肾的人有危险。服用含有铝的制酸剂会使血中铝的含量加倍,服用过量的制酸剂则会影响人体的新陈代谢功能,妨碍身体对一些基本矿物质的处理,从而导致骨骼不正常。铝的过度沉积还会造成阿尔茨海默症,即一种神经系统性疾病。

碳酸氢盐化合物也常被当作制酸剂,包括碳酸氢钠(小苏打)和碳酸氢钾。因为这些化学物质很容易被人体吸收,所以血浆以及人体细胞组织里的碱性就会增加。碳酸氢钠还能使人体内的钠含量增高,这对高血压患者来说是有危险的。

大部分治疗便秘的药对身体的伤害并不大,很多人滥用此类药,主要是因为广告的误导,广告使人们认为排便没有规律是不好的现象。其实,使用缓解便秘的药只是权宜之计,不能长期服用。长期服用缓解便秘的药会严重影响正常的排便功能,而且会使人对药物产生依赖性。一般而言,从1天排便3次,到1周排便3次都算正常。如果排便习惯突然改变,而且维持几周都没有恢复正常,就应立刻请教医生,而不能只是服用缓解便秘的药物。

止泻药只能应付最轻微的腹泻,最常用的一种止泻剂是苯乙哌啶。它是一种麻醉剂,久用不但会使人上瘾,用药过量还会致命。为了避免患者服用过量,这种药混合了一些其他物质,会导致皮肤干燥、脸红、心跳加速和其他令人不舒服的不良反应。

防治策略

(1)不要跟自己的肠胃"过不去"

胃肠道疾病通常与进食有关,所以首先要分析一下最近是不是进食了太多的糖类及脂肪,而缺乏膳食纤维,膳食纤维是维持肠胃功能顺畅的重要要素。还有,检查一下是不是补充了足够的水分。饮食中如果包括大量的新鲜水果、蔬菜及全麦食品,其中所含的膳食纤维和水分就能使排便正常而顺畅。

(2)海藻和牛奶能缓解胃部不适

如果偶尔觉得胃不舒服,需要制酸剂,这时不要随便服用成药。英国曾经做过一项研究发现,一般含有氢氧化物、镁及碳酸氢钠的制酸剂对减低胃痛毫无帮助。对半数以上患者有效的是一种含有褐藻酸的药方,褐藻酸是一种从海藻中所提炼出来的天然物质。如果想试试看,可以到大型超市购买钠藻片,放一两片在嘴里咀嚼(不要整片吞下),然后喝杯牛奶。

(3)油性食品能引起胃酸过多

减轻体重,减少食量,尤其是晚餐的食量,而且不要吃过饭后就立刻去睡觉,这些方法都有助于减轻胃的灼热感。含酒精的饮料、巧克力、咖啡、番茄制成的食品、柑橘类水果、油炸食物、油腻食物及酸辣食物都能引起胃酸过多。

(4)戒烟

抽烟也是胃不舒服的原因之一,如果放弃抽烟,胃灼热感很可能也会跟着消失。

(5)腹泻是身体除毒的表现

偶发便秘的患者可以尝试吃大量的含维生素 C 的食物,可以起缓解便秘的作用。腹泻和发热一样,是身体自然愈合的一种功能。如果拉肚子,它很可能表示身体正在想办法排除肠道内的某些东西,例如滤过性病毒、细菌或是轻微的有毒食物。另一个可能是,吃了会产生过敏效应的食物,而身体正在消除它,所以止泻很可能对身体没有好处。但如果是长期或严重的腹泻,则绝对不能忽视,应去看医生。此外,每天服用 10 ~ 20 毫克的维生素 B$_6$ 也会有帮助。

正确抵御过敏性花粉颗粒

人们早在很久以前就已经观察到了哮喘病症状,但是一直没有方法治疗,直到科学高度发展的今天,人们才慢慢了解了这种疾病,也渐渐有了一些治疗它的方法。那么,哮喘是怎样引起的呢? 原来,我们每天呼吸的空气中,有着各种各样的漂浮物,只不过我们没有办法看见它们,也没有办法把它们过滤掉。春天里,花卉会散发出各种各样的花粉。而冬天的时候,大量由煤炉散发出的黑烟,也含有大量的杂质。这些粉尘都进入了空气,我们呼吸的时候,各种各样的粉尘就会通过我们的鼻腔、气管、支气管进入我们的肺中,而这些东西对一些人来说则是过敏源,他们会发生全身过敏反应,如红疹和哮喘。

在医院的变态反应科,可以看到医生将一些试剂注射在患者的胳膊上,观察他们的反应,这是为了测试出他们对该过敏源的反应,以便找出它们到底是对什么过敏,从而有针对性地进行治疗。经过这些治疗后,有些哮喘患者病情会明显好转。可使病情得到明显好转的最好办法是找出致病的过敏原,然后加以隔离。每年全世界有成千上万的人要服用抗组胺剂来减轻过敏产生的症状。在过敏症状发作的时候,人体内会制造一种令人不舒服的物质叫组胺,黏在鼻子、眼睛以及肺泡上。抗组胺制剂可以阻挡细胞表面接收组胺,因而能防止过敏症状的产生。

防治策略

(1)怎样使用气喘气雾剂

气喘气雾剂的主要成分是异丙基肾上腺素。这种药对支气管有解痉作用。哮喘发作时,吸入后能立即见效,患者顿时感到呼吸通畅。但其效力持续时间很短,仅1个小时左右。患者往往会对这种药产生依赖性。如果经常使用这种药,特别是大剂量的反复使用,很容易产生耐药性,使药效降低。这时患者更想增加吸药的次数和加大用量,如果吸入过多,会引起头痛、恶心、心慌、咽喉发干等不良反应,甚至产生严重毒性反应,或突然死亡。所以,使用这种药应当注意:一是这种药剂的作用有限,只适应于轻度哮喘;二是它的不良反应虽多,但只要使用得当,大多数不良反应是可以减轻或避免的。

气喘气雾剂的正确用法是:重复使用的间隔时间不得少于2小时。如果吸入2~3次后无效,就不要再使用了。切不可随意增加吸药次数和用量。不要让儿童自己使用,应由父母或其他成年人给儿童使用,以免喷的次数过多。在用药过程中,哮喘仍然频繁发作的,应及时请医生检查,是否是用药过量所致。对于患冠心病、肺源性心脏病、心肌炎、心功能不全者,以及心率每分钟在120次以上的甲状腺功能亢进等患者都应禁用。这种药受热或见光后容易变质,应放在阴凉暗处,避光保存。

(2)服用维生素C片能防治过敏

最基本而又能对付各种过敏的方法是服用维生素C片,因为维生素C是天然的抗组胺剂。一天3次,每次500毫克。维生素C片也许不会立刻见效,可是3天后过敏症状会有明显的改善。

(3)查找过敏源

找出过敏的原因,然后把那个因素彻底消除掉是抗过敏的最重要的方法。如果是对家中的宠物或是枕头里的羽毛过敏,这个办法当然行得通,可是如果是对卧室窗外的植物敏感,那可能就有点困难了。

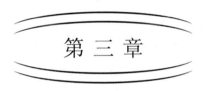

第 三 章

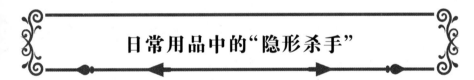

日常用品中的"隐形杀手"

❧ 第一节 ❧
家用清洁剂的危害

有时候,人们不得不和家中各种各样的清洁剂打交道,如洗碗剂、洁厕精等。要将自己家的化学"隐形杀手"除去,最简单的方法是从家用清洁剂着手,停止使用各种清洁剂、家具光亮剂、含磷洗衣粉、消毒剂及玻璃光亮剂,而以无毒用品取代。事实上,大部分进行清洁工作的人都可以利用厨房现有的天然物品协助处理,这些代用品均符合物美价廉、使用方便及自然清香的条件。更重要的是,代用品的清洁功能比起常用的清洁剂毫不逊色!

毫无疑问,清洁剂是家庭用品中最常接触的一种有毒的用品,家用清洁剂的成分大多是化学品,经过浓缩后药性极强。使用时可以将厂商推荐的剂量再加以稀释,效果会一样好。有很多天然物品(如盐、醋等)亦可以充当家庭清洁用品,它们不会有毒,比较安全,对环保有利,价格也较低廉。

清洁剂使人得了绝症

大部分的清洁剂,即使严格遵照说明使用,其产生的有毒物质仍可能造成疲乏、头痛、刺眼、流鼻涕或皮肤红肿等轻微的反应,若日复一日、年复一年地继续使用,就可能成为导致癌症、心脏病、肺病、免疫系统功能紊乱的元凶。某些清洁剂内所含的有害成分也可能造成胎儿畸形或基因突变。

防治策略

无毒清洁法——无毒清洁所用清洁剂的成分是醋、液体肥皂、小苏打、盐、蒸馏白醋、柠檬汁等,这些都是家庭中很容易找到的物质。

碱性腐蚀液的危害

水管清洁剂是普通家用产品。水管清洁剂的主要成分是一种强烈的腐蚀性材料,对皮肤伤害极大(与酸性物质差不多)。即使只是一滴或是一小块结晶掉在潮湿的皮肤上,皮肤都会立刻腐蚀受伤。误食碱液能立刻伤害食道、胃及整个肠道,会造成口腔、食道、胃黏膜严重的腐蚀、糜烂、溃疡和出血。黏膜的破坏和脏器的穿孔,常引起剧烈的腹痛甚至休克。即使没有因此丧生,内脏的伤害也无法复原。闻到碱液挥发出的气体本身没有危险,可是在充当水管清洁液时,碱液与其他挥发性的化学液体混合在一起,就会产生有害气体。

防治策略

(1)最好不要使用碱液,以其他方式代之

以碱为主要成分的水管清洁剂用起来有安全隐患,实在不值得为它冒险。回想一下,在生活中有多少次我们尝试使用碱液水管清洁剂来通水管,结果不但水管内的阻塞物没有除去,反而搞得一水槽令人伤脑筋的碱液脏水。而且碱液还会和水管材料发生反应并腐蚀水管,因此,何必为了一种不管用的产品而使全家人的健康受到威胁呢?最好的替代品——通水管用具是一根很顺手的通水管铁棒,它与水管清洁液最大的不同是,这个老式的工具用起来得心应手,屡试不爽。

假如用通水管铁棒还无法使水管畅通,那么水管清洁剂也无济于事,还是请专业的水电工来做吧。他们通常会带专用工具来打通阻塞物。当然,做一点预防的工作也很重要,比如用水槽滤网来挡住食物颗粒及毛发,而且千万别把油倒入水管。由于阻塞物会日益扩大变得无法收拾,因此用这些简单的方法再加上一些不会产生毒性或毒物的措施,会使水管保持畅通。

(2)苏打粉与白醋效果更佳

一种方法是将一小包苏打粉及半杯白醋倒入水管里,密封1分钟,这2种物质的化学作用会产生高密度气泡而形成压强,可以除掉水管中的阻碍物,然后再用热水冲洗水管。另一方法是倒半杯盐、半杯苏打粉或是半瓶白醋到水管里,再加上热水,效果也很不错。

洗洁精能灼伤皮肤

人们通常认为洗洁精有着"清洗一切脏物,除去农药"的"神奇功能"。可是,长时间接触洗洁精会导致烧伤,所以使用时应避免碰到皮肤、眼睛、黏膜及衣服,绝对不可吞食。使用时最好戴橡胶手套。多种洗洁精均含有碱液,如果误食或喷入眼睛,应立即去医院。绝对避免小孩直接接触。虽然洗洁精含有多种有毒成分,可是最大的危险性来自碱液,它能穿透皮肤,严重的会刺激眼睛及肺。它只适宜用在铁器、不锈钢制品、瓷器及玻璃表面。避免用于和电相连的部分,如一开门即亮的灯、导热装置等。

喷雾式的洗洁精更危险。因为这种喷雾方式能把碱液挥发出的气体送进空气中,因而吸入肺内,溅进眼睛或是落在皮肤上。

防治策略

(1)使用稀释液体肥皂清理烤箱或微波炉

使用烤箱或微波炉烤东西时,架子底层一定要铺一层铝箔纸。等烤箱一凉,赶紧擦干净,免得越烤痕迹越深越不容易清理,而且烤焦的东西会产生致癌物质。完全不弄脏烤箱是不可能的,可以采用如下方法清理:把2茶匙的液体皂以及2茶匙的硼砂,加在温水里,然后再装到一般的喷水罐里,在确定它们已经完全溶化后再使用,免得阻塞瓶子的喷射口。使用时,瓶口尽量接近烤箱的表面,以免气体进入空气中。虽然这些东西的成分都是天然的,但这个配方是为了消除严重的污垢用的,在使用时还是尽量戴上手套和眼镜,或是遮风镜。喷过20分钟以后,再以钢丝球及不含氯的洗洁剂刷洗。对于顽固不去的黑点污垢,可以用发泡盐刷洗。

(2)使用非喷雾式清洁剂清理

如果烤箱因为使用时间长而非常脏,里面布满了层层油垢,这时就必须先用化学清洁剂清理一遍,再用上述无毒的方法处理。使用这些化学清洁剂,应选择非喷雾式产品,而且切实遵守下列的防治措施,这些措施是由美国消费性产品安全管理委员会所提供的,比较安全。一是使用前先阅读产品的使用方法,而且切实遵照执行;二是戴上保护用的手套以及护目镜;三是打开厨房的窗户,并且让家人都离开厨房;四是如果所使用的清洁剂必须加热水,先把装有清洁剂的罐子放进烤箱里,然后再注入热水,免得被碱的气味熏到;五是如果味道让人觉得很呛,可以关上烤箱的门,离开厨房,到户外呼吸新鲜空气;最后要打开窗户和门,以使空气流通。

家具及地板光亮剂的毒害

误食家具和木地板光亮剂能致人丧命,即便是在使用时吸入了它的挥发性气体(尤其是喷雾式)也会伤害身体,有些毒性较强的成分则很容易经由皮肤被吸收。虽然最大的危险来自使用时的接触,可是涂在家具及地板上的光亮剂,也会继续发出有毒气体而伤及用户。

很多家具及地板光亮剂都含有酚的成分。酚有致癌的嫌疑。如果皮肤碰到酚会出现红肿、脱皮、疼痛或是长疹子及脓包的现象。如果误食酚,即使是少量也会导致人体循环系统崩溃、抽搐、出冷汗、昏迷,甚至死亡。千万别让这种化学品接近你的身体。另外,家具及地板光亮剂常用到的一种化学物质是硝基苯。这种物质毒性非常大,而且很容易穿透皮肤进入人体,不小心沾到皮肤上会引起皮肤变色、呼吸不顺、呕吐,甚至死亡。经常被这种毒性物质包围会罹患癌症、基因突变、造成畸形儿,并且伤及心、肝、肾及中枢神经系统。

因为家具及地板光亮剂上经常标有"误食有害,甚者致命"的字眼,可谁知它们所含化学毒素的量足以使人丧命。万一有一天儿童模仿成人(这是儿童的天性)拿来涂家具及地板,一旦误食会造成伤害而致命,所以绝对不要让儿童接触到。家具和地板光亮剂还可能含有其他有害的物质,例如丙烯腈、碱、清洁剂、人工香味和石油提炼物,透过喷雾式瓶子很容易就播散到空气中,经过口腔进入人体。

防治策略

(1)自制光亮剂简单易行

要自己制作家具光亮剂很容易,大部分光亮剂里的活性成分都只是纯矿物油。可以在药房买到这种油,小心地蘸湿在柔软的布上来使用。矿物油是一种石化产品,除非是经常或是有规律的摄取,否则使用起来还算比较安全。它本身没有味道,可以很快被木头吸收。很多光亮剂都含矿物油,所以用矿物油来代替光亮剂,等于用另一样活性成分来达到相同的效果,且不包含多余的溶剂及香料。如果喜欢有柠檬味道的光亮剂,可以在 2 杯矿物油中加 1 勺柠檬油。

(2)自制"沙拉酱"光亮剂

方法一:1 茶匙的橄榄油,加上 1 个柠檬的柠檬汁,加上 1 茶匙的白兰地或威士忌,以及 1 茶匙的水(每次现做以保新鲜)。

方法二:3 等份的橄榄油加上等量的白醋。

方法三:2 等份的橄榄油或植物油加上等量的柠檬汁。

方法四:对于橡木家具,可拿 1 升的啤酒加上 1 汤匙的糖和 2 汤匙的蜂蜡在火上煮,冷却后,擦在木头上,等干了以后再用羊皮擦亮。

别担心这些天然光亮剂会留下什么异味,食物的气味会很快消失而且不会发酸或变臭。

误食金属清洁剂会致命

金属清洁剂里最具危险性的化学物质是碱,易燃烧,会刺激眼睛。它会烧伤皮肤,散发令人不舒服的气味以及不明的石油提炼物,这些都是非常有害的。石油提炼物不是一种特定的化学物质,是一种混合物,是蒸馏石油产生的一种含有不同毒性的化学物质。尽管尚不知金属清洁剂的产品里含有哪种石油提炼物,但我们知道,如果误食这种石油提炼物就会使人丧命。

防治策略

(1)严密保管、谨防误食

如果误食,不要强制患者呕吐,避免救助不当致使中毒。应立刻拨打120 急救电话。千万不要让儿童接近这些东西。不要将金属清洁剂放在高温或是有火焰的地方,避免高温使之挥发到空气中。

(2)铝制盐会把银器"擦"得锃亮如新

铝制盐可以轻松地消除银器上的污点。铝制盐的基本成分是铝(不论是铝盆、铝锅或是铝箔纸都可以)和盐(食盐、海盐或是小苏打都可以),铝制盐水中会产生磁铁般的作用,把银器上的污垢吸得干干净净。可以把银器泡在有铝的盐水里,几分钟后拿出来擦干,银器即可光亮如新。较脏的银器可能需要多泡几次才行。

防霉剂最容易伤害眼睛

在中国南方,因为潮湿的原因有很多家庭在使用防霉剂。防霉剂可能含有酚、煤油或是五氯苯酚等有害的有机化学物质。人吸入这些物质或经由皮肤吸收都会造成伤害,万一误食,更会致命。同时,这种产品也可能含有甲醛。甲醛有严重刺激性,会严重地刺激眼睛、喉咙、皮肤及肺。防霉剂产品标签上注明会刺激眼睛,可是却常常装在喷雾式的瓶子里。直接把这些有毒雾气喷入空气中,很容易会进入眼里或由呼吸进入肺内。

防治策略

(1)硼砂、醋和水混在一起就是很好的防霉剂

我们可以自己做防霉剂:把硼砂和水,或是醋和水混在一起,装在一个喷水罐子里就行了。这并不是一个很复杂的程序。保证只要一喷硼砂就可以抑制真菌的生长,所以可以试试用硼砂加水冲洗浴室的墙,而且让它留在墙上,或是用它来喷水槽下面潮湿的柜子。如果发霉的情况很严重,最好的方法是用高温来对付它,可以用此方法来杀菌。放一个手提式的电暖炉在房间里,开到最高温,关上门,让它烤一整天或是一整夜。真菌会变成干粉状,一刷就掉,细菌也早已被杀得一干二净。发霉严重的地方,用吹风机吹几分钟,一吹立刻见效。

(2)保持干燥是对付真菌的最好方法

要防止发霉,就应该杜绝它的生长环境。真菌喜欢长在阴暗潮湿的地方,所以保持房间干燥、光亮是对付真菌的最好方法,当然也要通风。在潮湿的冬天,为了防止发霉,就需要打开暖气,尤其住的地方如果晒不到太阳,或位于溪边特别潮湿的地区,更需要开暖气、通风,以抑制真菌呼吸。

(3)通风让真菌难以繁殖

让空气流通对保持物品干燥也有帮助。挂衣服时,让衣服之间保留一点空隙,流汗时穿过的衣服如果没有立刻清洗,至少要等它干燥些,再放进衣橱里。洗澡用的湿毛巾,一定要晾干,让水分蒸发,再丢进脏衣袋里。如果浴室空间够大,可以养成这样一个习惯:在洗澡之后把湿毛巾晾在毛巾架上,等下次洗澡时,就有干净的用了。这些都是比较安全的做法。家具背面长霉的话,就要经常调换一下家具的位置。必要时,可以打开小电扇帮助空气流通,抑制真菌生长。

地毯清洁剂伤害人类中枢神经

地毯及沙发清洁剂里最可能含有的活性成分就是四氯乙烯,是一种经常用来消除污点的清洁剂。我们知道四氯乙烯是一种致癌物,其临床症状是头晕、嗜睡、恶心、颤抖、没有胃口以及精神紊乱,长期接触可能会伤害肝及中枢神经系统,后果极其严重。根据化学字典分析,如吸进含四氯乙烯的蒸汽可能会发生中毒。若出现头痛、精神错乱、恶心、呕吐、大量出汗以及小便不舒服等,这些都可能是感染到四氯乙烯的原因。此外,乙醇、碱和清洁剂也是这种产品里常有的成分。

地毯及沙发清洁剂在使用过后经常会留下残余物质。虽然没有听过这些残余物质可能会影响健康的说法,还是尽量不要让儿童在用这种产品洗过的地毯和沙发上爬行或玩耍,避免不必要的伤害。

防治策略

(1)小苏打清理地毯最有效

市面上最安全的清洗地毯的产品是以小苏打(无毒、弱碱性)为主要成分的,其实就是小苏打加上香料,再加上漂亮的包装而已。一般没有加香味的小苏打(烹饪时用的小苏打)一样有效,价钱便宜,而且不会因为含有人工香味而污染室内空气,只是没有香味而已。用小苏打来清理地毯,必须洒满整个地毯(而且要先确定地毯是干的,注意,千万不能是湿的),地毯必须看起来像下过雪一样才行。洒完以后至少等15分,再用吸尘器吸干净,甚至可以隔天再吸。潮湿的霉味以及地毯所散发的其他不好的味道都没有了。

(2)白醋清理地毯色泽亮丽

想要让地毯看起来色泽鲜明,先用吸尘器吸去灰尘,再用布沾白醋和热水的混合液清洗。潮湿未干时,地毯闻起来有醋味,可是干了以后一点味道都没有,因为全部挥发变成无毒气体了,而且比用化学品安全多了。要注意:只要弄湿地毯的细毛即可,别让水渗到地毯的背面,等地毯完全干了,再用吸尘器吸 2~3 次。地毯上沾到东西时要立刻擦掉,通常用清水擦就可以,以免干了以后变成污点。如果擦不掉,可以用 1/4 杯的硼砂溶解在 2 杯的冷水里,或是用未经稀释的醋和柠檬汁再试试。

常用洗碗剂会使人慢性中毒

和很多其他的清洁用品一样,洗碗剂的主要危险在于误食、伤害眼睛以及使用时的接触,尤其是孩子,容易因为误食造成伤害。所以要避免沾到眼睛、黏膜,不要长期接触皮肤。应放在儿童接触不到的地方。这种产品大多含有干性氯,和水接触立即变成活性成分,该活性成分被还原后散发出有毒的氯气,充斥整个厨房。虽然少量的氯气对大部分人而言还不构成危害,可是仍然有些人说在洗碗时只闻到少量的氯气却产生头痛、疲倦、眼睛刺痛和呼吸困难的症状。

同时,用这种洗碗剂还会在碗盘上留下一层很薄的膜。用洗碗剂洗过的盘子和不用洗碗剂洗的比较,可以看得出、闻得到、感觉得到,甚至尝出它们的不同。如果上面留有洗碗剂残余,每天吃东西或喝水时也会跟着吃进少量的清洁剂,长此以往会对人的健康产生影响。

防治策略

(1)偏磷酸钠代替清洁剂效果很好

用洗碗机洗碗时,用偏磷酸钠来代替清洁剂效果相当不错。偏磷酸钠只是一种温和的矿物粉,可以溶解油质而又不会留下痕迹,它的唯一弊端是无法去除已干的食物。可是用来洗碗的时候,它和市面上含氯的产品一样有效。

(2)用不含氯的洗碗剂

市面上也有少数几种不会发出强烈气味的专用洗碗剂。这些产品应存放在安全的地方,而且用的时候要很小心,不要使之发生反应,因为它们还含有其他有害的成分,千万别让它释放出来。

氯化漂白剂危害人类健康

发明洗衣粉和洗衣液主要是为了洗涤衣服、除去污垢,但它们却成了家用产品中造成中毒事件的罪魁祸首。洗衣粉的颜色很漂亮,包装又很容易打开,须防止儿童误食误用,以致中毒。另外,衣服及床单如果冲洗不够,洗衣粉和洗衣液残留会引起皮疹,所以一定要冲洗彻底。流行性感冒和气喘的一些症状可能和吸入含有洗衣粉和洗衣液的空气有关。

几乎所有的洗衣粉都含有氯化漂白剂,用来漂白以及去除污点,这对皮肤有极坏的影响。粉状的氯和水接触会产生氯气,严重地刺激眼睛、喉咙和肺,有些人还会出现头痛、疲倦和呼吸困难的症状。洗衣粉的包装标示上应有一个和氯化漂白剂瓶子上一样的警告标示。绝对不要把氯和碱混合在一起,因为两者混合后所发出的氯氨气(剧毒)会使人丧命。很多清洁用品里都有氨(碱)但我们却无法看出来。例如,你可能用一种有多种用途的清洁剂(内含碱)洗抽水马桶,然后又洒上了一点洗衣粉。这样的混合当然不像直接把氯化漂白剂和碱倒在马桶里那么毒,可是它所发出的氯氨气很可能造成伤害,结果完全看受害者的体质能否承受这样的毒气。这些"隐形杀手"是人类身体健康的克星。

洗衣粉和洗衣液里还包含清洁剂和滑石粉。滑石粉之所以危险是因为它可能混有能致癌的石棉。在往水盆和洗衣机里撒洗衣粉的时候,总有少量会跑进空气中,进而进入肺里。

防治策略

(1)用天然的肥皂制品取代洗衣粉和洗衣液

与其用洗衣粉和洗衣液,不妨改用天然的肥皂制品。这2种清洁用品有很大的差别:洗衣粉和洗衣液是石化产品(人工产品),其中可能含有漂白粉、人工漂白剂及人工香味,有些产品甚至因为造成环境公害而被禁用;肥皂是用天然的矿物及脂肪做的(即使有一些是人工的),几百年来人们一直使用它们还没有产生任何不良的后果。

(2)用小苏打、白醋、硼砂、磷酸三钠都可取代洗衣粉

其实,不一定每次都得用肥皂才能把衣服洗干净,通常我们洗衣服的目的并不是真的要去除污垢,有时候可能只是因为流汗而弄脏衣服,或是想要除掉衣服的味道,使它有清新的感觉。在这种情况下,可以用一杯小苏打、白醋、硼砂或是一汤匙的磷酸三钠来洗衣服。用这些天然物质来去除衣服的味道最好不过,而且也不会留下这些物质本身的味道,因为它们闻起来就是无味的。

(3)使用不加氯的漂白粉

超市应该有不含氯或滑石粉的洗衣粉和洗衣液。这种产品是用硼酸钠或是硼砂来漂白,而不用氯(效果一样,后果不一样)。比起氯化漂白剂,这算是一大改进,可是它还是含有人工香味。如果某些人对香味敏感,就要避免用这种产品而只用其他的漂白粉。把干的小苏打粉、硼砂或是食盐洒在海绵上用来刷洗,也是很有效的方式。

(4)改穿天然纤维衣服

在人造纤维还不是这么普及的时候,"柔顺剂"根本不存在。人类之所以发明柔顺剂,纯粹是为了消除人造纤维所特有的静电。如果是只穿天然纤维,根本就不需要柔顺剂,因为天然纤维不会产生静电。检查一下衣橱,把人造纤维和天然纤维分开,至少在洗天然纤维的时候可以不用柔顺剂。如果衣服是天然和人造纤维混纺的,也可以试试尽量不要用柔顺剂,也许它们根本不会起静电(天然的和人造纤维的即使摩擦也不起电,这是有物理原理的)。

玻璃清洁剂易伤害眼睛

大部分的玻璃清洁剂只不过是碱加水,再加上一点蓝色的染料而已,很让人担心的是碱瓶子上标有"有毒"的字样,而玻璃清洁剂却没有任何的警告标示(这有些自相矛盾,但事实如此)。含有碱的玻璃清洁剂可以挥发具

有高度刺激气味的气体,而且,如果不小心进入眼睛会造成严重伤害。喷雾式的玻璃清洁剂更危险,因为它能把一滴滴的碱喷到空气中,很容易就吸进体内或是飘进眼睛里。

防治策略

现在介绍一种玻璃清洁剂,因为它实在太好用了,而且还比较安全。在喷水瓶子里装上水和醋,喷在玻璃上,再拿布擦拭(即使这样还是会刺激皮肤),任何抹布都行。还可以泡在水桶中,以海绵来擦拭。有些化学玻璃清洁剂含有蜡,它会累积在玻璃表层。所以第一次用醋和水擦的时候,会留下一大堆纹路,比较不好看,如果这种化学品用久了,必须把表层的蜡除掉,才能开始用天然的方法。蜡可以用一点外用酒精或其他无毒有机物质把它擦掉,以后就可以完全摆脱化学品了。

空气清新剂易使人慢性肺中毒

所有的空气清新剂,并不是真的能使空气清新。它们只是以香味(闻起来感到清新)来掩盖空气中不好的味道而已。而且,因为它们含有一种能使神经麻木的物质,所以会扰乱嗅觉。不但如此,它们还会在鼻子里形成一道无法察觉的油膜。

虽然空气清新剂对人体健康的影响还没有很多的报道,但它们是由一些有毒的化学物质所制成的,而且含量相当多,例如萘、酚、甲酚、乙醇、二甲苯和甲醛等,大部分对这些物质敏感或是呼吸系统有问题的人都无法忍受空气清新剂。

防治策略

(1)使用矽胶吸走空气中的潮气

清新剂是属于那种广告做得很响,实际上很可能完全是多余而无用的产品。如果家中有不好的味道,只要打开窗户或用电扇让空气流动起来就可以了。这么做,还可以减少室内累积的有毒气体。如果是霉味,则尽量保持室内干燥和明亮。如果需要可以用一小袋吸湿剂来吸收空气中的水汽。

(2)硼砂也能抑制臭味

要减少室内食物所发出的气味,必须及时倒掉垃圾并清洗垃圾桶。在垃圾桶里倒半杯的硼砂可以抑制真菌及细菌的生长,而真菌及细菌常常是臭味的来源。如果用清新剂的目的是为了让空气有香味,可以试着用天然的植物代替,它们的香味更好闻而且还能吸收有毒气体。例如,利用新鲜的花或是松枝发出的清香,也可以自己做香草或是香花袋。到大型超市或草药店去看一看、闻一闻,选择自己喜欢的香味。冬天的时候,厨房里有丁香的味道,浴室里有薄荷的香味,只要把它们放在小瓶子或香袋里就可以了。使用天然产品,不但使家里满室清香,而且也可以节省不少费用。

经常使用去污剂对健康没有好处

去污剂最常用到的成分是四氯乙烯,这和干洗时所用的溶剂是一样的。使用含有四氯乙烯的产品最大的危险是使用时的接触。四氯乙烯的气体能致癌,而且会引起头昏、嗜睡、恶心、丧失食欲及精神紊乱等症状。另外,它的雾气对人体也有害。千万不要让儿童接触,应放在高处。

洗洁精只是液体清洁剂(碱加水和有机物)加上一些染料和香味而已,听起来好像很安全,而且标签上也没有警告标示,可是追根究底它还是清洁剂。美国大众利益科学中心研究指出,家庭中毒事件之所以发生,清洁剂是罪魁祸首。清洁剂类似水果的味道,尤其吸引儿童,它是一种我们每天使用、以为很安全却有害的产品。实际上,我们应该把它摆在高处或是锁起来,使儿童接触不到。储存时应注意要密封,低温储存。

不同颜色的洗洁精是因为含有不同的色素,目前还找不到任何资料来证明政府有特殊条款依据可以管制这些色素的安全性。洗洁精不是食物,也不是药品或化妆品,所以它们所含的色素(有机物)不在食品药检局管辖之列。消费性产品安全委员会负责管理清洁用品,可是他们只关心所谓的有害成分,其范围过于狭小,有些食品里所含的人工色素能致癌但也没有被禁用。所以,每天把自己的手泡在这些洗洁精里是否安全就很值得怀疑。

防治策略

(1)用液体肥皂来代替洗洁精

可用一般的液体肥皂来代替洗洁精,大部分的大型超市里都有卖(必须到大型超市去买),或者可以用海绵抹肥皂来洗。如果你喜欢柠檬的味道,丢几片柠檬片在洗碗水里,这样还可以帮忙除掉一点油,这依然是利用了相似相溶的原理。

(2)偏磷酸钠清洗玻璃器皿水迹

如果是住在硬水区,玻璃杯上会留有水迹(硬水的残留物)。可以加上几茶匙的偏磷酸钠在洗碗水里,这样一来只要用正常情况下一半的肥皂量,碗盘就可以洗得干干净净了。

(3)甘油也有除污效果

甘油是肥皂制造过程中的副产品(也是原料),也可以除掉某些污垢(必须是有机物),例如茶叶、牛奶印等。可以试着用甘油擦拭茶叶及牛奶痕迹,然后再用温水冲洗(然后再用酒精除去甘油)。未经稀释的醋或柠檬汁也可以除掉某些污点。

揭秘家用杀虫剂的危害

杀虫剂有 35 000 多种配方,而经常使用的成分大约有 1 400 种。其中,至少有 100 种以上的成分能致癌。官方认为,实际上有害的成分比这更多,因为大部分的杀虫剂都没有经过彻底的检验和处理。据毒物管制中心报道,很多人因为杀虫剂中毒而死亡(包括无意间误食和正常使用情况下吸入体内),而一半以上的受害者是儿童。可见杀虫剂标签上的"对人无害"是不可信的。

对付蚊虫最好用自然的方法,这甚至比化学杀虫剂更有效,因为很多蚊虫对化学药品已经产生了免疫性。最麻烦的害虫几乎能抵拒我们所有能用得上的化学武器。所以我们应该回归大自然,运用我们的一般常识来对付它们。家用的杀虫剂含有专门用来杀虫的化学药品,不过里面也可能含有使人中毒的化学毒素。大约有 95% 的家庭都会用各种杀虫剂,包括喷苍蝇的、喷跳蚤的、杀蟑螂的或是消灭老鼠的药。

杀虫剂不但是在使用时有害,它还能在使用的地区残留很长一段时间,它们会逗留在空气中,而且毒性残留达数日、数周,甚至数年之久。如果使用的杀虫剂不止一种,它们所留下的残余有时还会互相混合进行强烈的化学反应,一旦结合在一起,则毒性剧增。如果食物里有化学物残余(餐具里所含有的),加上空气中残留的杀虫剂,再加上自来水中的消毒剂残余,综合起来的毒性多么可怕! 幸运的是,我们可以不用这些产品。

家用杀虫剂的毒性

即便有关杀虫剂管理的法律条款制定得相当完善,可是产品的标签给我们的资料实在有限。条款只规定标签上一定要注明产品中确实含有毒的活性成分,但是并没有说清楚它们到底安全不安全。判断杀虫剂有没有危险性,最简单的办法是看它标签上的警示语(也不能全相信),标签上如果注明"危险,有毒"的字眼,并加上一个骷髅头和一对交叉的长骨头是最危险的。这代表只要摄入一小撮就可能使人致命。标签上注明"警告"字样的,表明只要摄入一小匙就能使成人致命;标签上注明"小心"的字眼,代表要摄入 300～473 毫升才会致命。不管怎样,一定要小心,不能误食(后果自负)。

防治策略

防治害虫的方法之一是不要给害虫提供食物或筑巢的机会。故每餐饭后必须将所有残渣清除干净,所有食物必须覆盖,存放在密封的铁制或玻璃容器里。不要将猫狗等宠物没吃完的东西遗留在地板上。墙上和地板上的缝隙和缺口应立刻填补。不让房子附近积聚滞留的死水。常消毒垃圾桶,装垃圾的袋子丢到室外前,先把袋口封好以隔绝空气,并为垃圾桶加盖,免得食物的味道引来蚂蚁和蟑螂。每周以小苏打、沸水冲洗排水管一次。及时处理用过的尿布,因为它们和食物一样会散发气味,也会引来害虫。

防治害虫的方法之二是切断它们的水源。水龙头、水管,还有密闭的下水道,如有漏水立刻修补。如果不修补,就会前功尽弃。昆虫总得找水喝,可别因为水管设备不佳,而使自己的家成为附近虫类的酒吧。

防治害虫的方法之三是别让它们有藏身之处。把阁楼、地下室、壁橱清扫干净,丢掉旧衣物、报纸、杂志和箱子,尤其注意隐蔽的角落(例如楼梯底下)要彻底清理干净,因为那里经常堆满了东西。

至于家中已有的害虫(这不可避免),可以用自制的药来消除它们。制作这种药的天然成分(也可以是人工的,只要是无毒的)也许在橱柜里就可以找得到。也可以用物理方法而不是用化学方法控制它们,例如以高温或低温杀死它们,散布使它们致命的特殊味道,或是设陷阱捕捉。这些方法比化学药品有效安全,方便易行,而且对儿童和家中宠物也比较安全。使用杀虫剂时,必须依制造商的步骤,且放置在儿童接触不到的地方。不在食物附近使用杀虫剂,或喷洒前将食物盖住。尽量在柜底下使用,皮肤一接触到马上冲洗干净。绝对不可让杀虫剂靠近嘴巴。

毒性强大的灭鼠药

老鼠是一种不卫生又发出恶臭的有害动物,它们什么都吃,还会咬嚼电线并到处排泄。只要有食物的地方或可住宿的地点就会有老鼠出没。车库内任其腐烂的旧破布助长其肆虐,敞开的垃圾桶和堆肥、包含太多食物的残渣更促进其繁殖。

灭鼠药是极危险的,要谨遵指示才可以使用。灭鼠药是家用除动物害虫药中毒性最强的。它们可能含有士的宁、砷(无色晶粉)或是磷。如果误食的话,其中任何一种成分都能立即使人中毒并很快置人于死地。灭鼠药一旦误入眼睛、皮肤,将会很快腐蚀这些器官。沾染了衣服,衣服将会被烧烂。所以使用后应彻底清洗,最好的洗涤用品是肥皂。

要根除老鼠,就要堵住所有进出孔洞,在梳理台下面和有排水管的橱柜里经常出现老鼠,因此,所有食物均须密封,垃圾予以掩埋密封。养猫灭鼠比较好,也可以布设陷阱如老鼠夹,以花生酱、干酪、腌肉和饼干为诱饵,将陷阱置于老鼠经常出没的墙角及儿童或宠物接触不到的地方。

防治策略

(1)养猫灭鼠最理想

我们是不是应该找只猫来消灭老鼠呢？猫的确可以减少家中老鼠的数量,而且相对而言是最安全的,可是顶多只能使鼠的数量减少20%。

(2)用捕鼠器也是抓老鼠的好方法

老式的捕鼠器高效安全,是抓老鼠的最好方法。诱鼠最理想的饵,不是乳酪,而是花生酱加点燕麦片。多放一些捕鼠器,宁可在短时间内多设点陷阱,也不要只放一个,以为老鼠总有一天会上门。老鼠是很聪明的,它们有方法避开陷阱,尤其它们都在同一个地区活动。诱鼠饵必须常保新鲜,多用几个捕鼠器,并且隔几天就要调换放置位置来干扰老鼠的感觉器官才能收到最佳效果。也可以试着把捕鼠器放在打开的结实纸袋里,等到老鼠上当被捕时,处理起来就容易多了。

(3)自制无毒鼠药

某些老鼠会对毒药有免疫性（生物长期选择的结果），可以用抗凝固剂和复合剂量的毒药来对付，但必须切实谨遵专家的指示，且放置在小孩和宠物接触不到的地方。毒死的老鼠马上投掷到塑胶袋里，捆绑封口后丢进发酵池。在老鼠出没的地方洒上一些好吃的毒药。毒药的做法是：将等份的石膏粉和面粉和在一起，再加上一点糖和可可粉。老鼠吃后会很快就上西天了。如果家中老鼠的问题太复杂，可以请教专业人士，他们可以提供很好的建议和方法。

普通家庭杀虫剂的毒性

几乎所有的厂家都在杀虫剂上标示：要放在儿童接触不到的地方。只有在人与宠物离开的时候才能安全使用。人或动物如果误食，吞下或由皮肤吸收都会造成伤害，后果极其严重。不要让它们沾到皮肤、眼睛或是衣服。避免吸入其雾气或水汽，因此，要密封保存。家中有人患病时，千万不要使用。家中如有人对花粉过敏或是有人患有哮喘，也不能使用。不要在婴儿、病人或老人的房间使用，尤其是他们长期居住的房间。厨房、餐厅，以及任何准备食物，或进餐的地方，应避免使用。使用的时候，不要对着食物喷洒，要遮盖好食物及家中所有的餐具、器皿。喷洒过后，应彻底洗涤。家中宠物应该带离现场，水箱盖好，娇弱的盆景也应该移开。

一般家用的杀虫剂，警告标示程度不会强过"小心"这一级，任何危险性更高的产品，只有专业公司及特殊用途才能申请使用。基本上所有的杀虫剂都可以杀死所有会飞行或爬行的虫类，包括蚂蚁、跳蚤、蚊子、苍蝇等。在美国，最常用的喷雾剂或杀虫剂是除虫菊精，它其实只是压碎的干燥菊花。这种东西放在家里，不论人还是动物吃下去都不会有害，可是只要虫子一碰到就会死。然而市场上的除虫菊精却有一个弊端，问题不在菊精本身，而是因为它们常常混合了其他杀虫剂，并和不知名毒物的非活性成分稀释在一起，混合在喷雾剂里。

防治策略

（1）千万不要用喷雾剂除去孩子或宠物身上的害虫

不管怎么做,千万别用化学性喷雾剂,或是除虫项圈来替宠物驱除跳蚤等害虫。猫、狗(甚至它们的主人)常常因为这些除虫药而中毒致死。其实,猫、狗中毒大部分是因为杀虫药中用来控制跳蚤的有机磷及氨甲酸酯混合物。抗蚤喷雾剂含有毒溶剂,可以穿过人类及宠物的皮肤。而粉状的抗蚤药也很容易被人吸入而留在人的肺里。猫如果去舔它的毛,药粉就会由嘴里的舌头跑到它的胃里去;抗蚤项圈则有一层毒气(挥发性),24小时跟着宠物,而且家人也会跟着吸入这些毒气。

(2)不要用含有六氯化苯(林丹)的洗发精来除虱

曾经有一阵子,最普遍的治头虱的方法是用一种含有六氯化苯(林丹)的洗发精,它是一种含有剧毒成分的化学药品,很容易由头发渗入皮肤。曾经有一个小孩就是因为使用这种洗发精去除头虱而中毒死亡。林丹能使实验室里的动物得惊风症、脑溢血及癌症等严重疾病,因此要慎用。

怎样清除蟑螂和蚂蚁

家庭自制除虫菊精,方法其实很简单。如果有一块小花园,甚至可以自己种植菊花,在最外围的两三片花瓣开放的时候,把花集中起来放在太阳下晒干,或是在烤箱中以最低温烤干。把干燥的花用磨咖啡豆机或其他类似机器磨成粉。把磨碎的花瓣晒干后放在一个不透光的瓶子里,加上120毫克的酒精,把瓶子放在室温下大约24小时,偶尔摇摇它。24小时后用咖啡渣滤纸过滤,放在普通喷水瓶中即可喷雾使用。对付蟑螂、苍蝇、跳蚤、甲虫、寄生虫等,非常有效而无害。如果害虫肆虐,喷洒适量的杀虫剂后,再撒一遍除虫菊精。

防治策略

(1)高温除蟑法

蟑螂是黑色、类似甲虫又比较大型的昆虫,白天潜伏在冰箱底下及其他阴暗的角落,晚上便出来啮咬食物、衣物及纸类。蟑螂尤其喜欢蔬菜、肉、淀粉、油脂、糖、纸、肥皂、纸板、线装书、墨水、鞋油,还有脏衣服(棉做的)。它们对住的地方一点也不挑剔,很随意,因此可能住在电话机里、电子钟、收音机,甚至冰箱里。

如果满屋子都是蟑螂,一定要想办法把它们"哄"出去。如果把家中温度升到59 ℃就可以杜绝蟑螂之害。把门窗关紧,暖气温度开到最大,然后所有人和宠物离开几小时。之后你会发现一屋子烤熟的蟑螂,它们再也不会到处乱窜或是大肆繁殖了。另一个办法是用低温,蟑螂无法在-5 ℃的低温环境生存,我们可能很难利用蟑螂这个弱点,除非是住在酷寒的地带,而且要在严冬里实施。

(2)蟑螂陷阱法

家中蟑螂不是很多时,可以使用蟑螂陷阱捕捉。如何制作有效而无害的蟑螂陷阱,这里提供3种办法:一是在玻璃瓶口内部涂上油,瓶子直立,里面放一片香蕉(剥开过的)。瓶口架一根压舌板,如此一来,蟑螂就会走入死亡的陷阱。二是用不透光胶纸包在一个空的果酱瓶外面,瓶里装大约一半的啤酒,酒中放几片香蕉及几滴大茴香精,或是用煮过的葡萄干、压碎的狗食、几片苹果、马铃薯,或是香蕉皮一片等食物做饵,最后,别忘了把瓶口内缘涂上一层凡士林来薰它们,免得蟑螂再爬出来。三是拿一堆破布蘸上啤酒放在一个浅盘里,把它放在蟑螂出没的地区,第二天早上,就可以处理死蟑螂了。

(3)黄瓜皮或是月桂树的叶子能除蟑螂

可以在蟑螂出现的地方放一些小黄瓜皮或是月桂树的叶子,或是洒一些下面的混合物,每个礼拜洒1次甚至每天洒1次,一连洒几周,以消灭刚孵出来的蟑螂。等份面粉或燕麦粉和等份石膏混在一起。2汤匙的磷酸三钠、1/4杯的硼砂、1/2杯的砂糖,再加上1杯面粉,1汤匙可可粉,加上4汤匙硼砂。

(4)硼酸清除蟑螂也很有效

如果上面的方法都行不通(不过不太可能),最后的撒手锏便是硼酸,在五金行或是建筑材料行可能买得到。不过要购买工业用硼酸,而不是药用硼酸。药用硼酸是白色粉末,看起来很像糖或是盐,不小心让儿童摄入一汤匙,就足以丧命。工业用硼酸,用在工业制造上面和药用硼酸一样危险,可是稍带蓝色,容易辨认,比较安全。它的另外一个好处是经过静电处理,所以会吸附在蟑螂身上,如果别的蟑螂和它擦身而过时,也会粘上硼酸粉末。市面上有好几种用100%的硼酸做成的蟑螂药,可是自己买硼酸比较便宜。把硼酸撒在隐蔽的角落里,可以长期地杀死蟑螂。硼酸比任何化学药品都好的原因是,它不是挥发性的粉末。不过,它还是一种禁药,所以不要放在有食物或是储存食物的地方,也不要撒在小孩子或家中宠物可能接触到的地方。

(5)可以用杀虫剂或沸水消灭蚂蚁

蚂蚁通常彼此依赖,相互扶持以决定方向,因此看到蚂蚁就用湿海绵擦掉它们的头号蚂蚁,解决了领队的蚂蚁,其他跟随的蚂蚁就迷失方向了。不让蚂蚁进门的办法是,在它们出入的地方洒一些辣椒粉、干的薄荷叶,或是硼砂及有刺激性的物质。要不然就是利用植物,在房子四周种一些薄荷,这样一来蚂蚁就不喜欢到你家做客了,因为它们不喜欢薄荷的气味。

还可以循着蚂蚁行动的路线找到巢穴,以适合的杀虫剂或沸水倾倒入穴中,予以全部消灭。或使用浸过石蜡的脱脂棉花堵住其出入的孔穴,隔绝空气,然后在门前踏脚板、洗涤槽下方和窗台上喷洒杀虫剂,留心勿让您的宠物或小孩接触到。不要将果酱、糖或食用的动物性油脂放置在蚂蚁易找到的地方,避免范围扩大。

清除跳蚤的窍门

跳蚤不论在什么环境中,只要室内温暖的话,都可以迅速繁殖起来。有时宠物会从户外带回跳蚤。跳蚤蔓延的后果是会引起皮肤炎、绦虫和某些猫和狗的强烈过敏反应。动物搔痒搔得很厉害时,就要检查是否有跳蚤的痕迹。将其毛发拨开寻找跳蚤的痕迹,或在头皮屑的剥落物里寻找。

如果家中已有跳蚤,要多使用吸尘器,必要的话隔天一次,吸完以后立刻处理吸尘器。利用吸尘器附带的特殊吸头来处理所有的角落及沙发底部。如果要迅速除蚤,就用热蒸汽清洗你的地毯及沙发。大部分的消毒中心可能会告诉你这个方法无效,而建议用消毒方法。他们的有效方法是关闭房门,用化学毒药喷洒在整个室内。在你负担这种昂贵的消毒方式之前,先仔细考虑一下，别忘了家中的婴儿、儿童或是宠物，将在一个用化学处理过的地毯上爬行、玩耍，而他们的免疫系统却不容易抵拒这些有毒物质的侵害。可以向兽医购置跳蚤粉，比从宠物店买要好，并遵从厂商的指示使用。此种动物跳蚤粉只可用于特殊的动物，不可用在普通动物身上。猫尤其会通过皮肤吸收各种有毒物质，而且猫、狗可能会因配方弄错而生病。千万别让跳蚤粉接触到动物的眼睛或嘴巴。

治疗宠物时，切记要同时彻底清理屋子内外。跳蚤卵在温暖的天气下，2~12天就能孵出幼虫；在寒冷的气温下，冬眠期可持续2个月或更长的时间。以真空吸尘器彻底清除，尤其在缝隙、椅套、壁脚踢板、坐垫和任何柔软暖和的地方，集尘袋内的东西予以焚毁或将袋口封好隔绝空气，以塑胶袋绑紧扔掉不让其扩散。清洗、焚毁或丢弃动物的床铺，或采用易于清理的产品，一直到跳蚤完全灭绝为止，每隔几天更换一次。如果跳蚤肆虐横行的话，只有请当地虫害防治人员来处理。

防治策略

（1）高温杀跳蚤

最简单的杀跳蚤的方式，就是把室温调到50℃以上，而且维持几小时。只要把宠物及盆景带到室外，关紧门窗，然后把暖气开到最大就行，把家人带去郊外尽兴玩一个下午，回家后再用吸尘器吸一吸就可以完全解决这个问题了。

（2）用酵母粉喂宠物

还有一个预防的办法是用酵母粉饲喂宠物。酵母粉会使宠物的皮肤散发出一种气味，而这种气味是跳蚤所不喜欢的。如果宠物有5千克重的话，喂它25毫克的酵母粉，以此类推。最好是从春天开始，一直喂到天暖的时候。为了避免胃肠胀气，每次少量地加在含水分的食物里。

（3）丁香、桉树油、苦艾茶都可除蚤

大型超市有很多植物杀虫剂。也许最容易的方法是在宠物的毛上面拈擦一些丁香、桉树油、苦艾茶（苦艾叶中药店有售）。这个方法好像比健康食品店里卖的植物项圈有效，因为植物驱虫药可以很均匀地涂在宠物的全身。

（4）柠檬除蚤效果好

下面是把柠檬做成有效力的抗蚤剂的方法：把4个切开的柠檬放在锅里，加入刚好可以盖住柠檬的水，用慢火煮45分钟。凉了以后，挤压出其中的汁再过滤一下，放在玻璃瓶里，当你为宠物刷毛的时候涂上这些液体，柠檬油会直接渗透到它的皮肤里。用毛巾擦干以后，再刷一次。记得要经常替宠物洗澡，而且用抗蚤梳子刷它们的毛（宠物店里可买得到），一把梳子加上植物驱虫剂，宠物和家里就永远不会发生跳蚤灾患了。

驱除蚊蝇的便捷之法

苍蝇可以传染给人类和动物的疾病不下30种，其繁殖基础是垃圾和腐烂的肉类，尤其是天气热的时候。所以要将所有食物和垃圾密封，保持垃圾桶干净，确定动物的排泄物已收拾好。杀虫剂种类繁多，绝大多数都适合消灭苍蝇，一定要按照厂商的说明来使用。慢慢释放的氧化式杀虫剂，预计药效可持续6个月，对人类或动物的健康不会造成威胁。但千万不要置放在老人和儿童的房间里。

防治策略

（1）利用光线除蝇

白天家里如果有苍蝇，可以把房间弄暗，打开窗户或门，利用外面的光线把它们引出去。因为苍蝇喜欢亮光，它们很快就会飞往室外。

（2）利用橘子或柠檬除蝇

赶苍蝇的另外一个方法是在家中挂上一大束丁香，或是摩擦橘子或柠檬的果皮使之挥发出让屋子充满柑橘油味道的气体。苍蝇不喜欢这些味道，自然会飞走。

（3）利用苍蝇粘纸除蝇

如果偶尔有苍蝇飞进来，随时准备一个苍蝇拍，或是自己做一个苍蝇粘纸。只要用等量的糖、玉米糖浆，加水煮一煮涂在厚纸上即可，苍蝇无法拒绝这种黏黏的美食。如果觉得这个方法太麻烦，可以在超市里买到现成的苍蝇粘纸。使用捕蝇纸是有效且不会污染环境的最好方法。

（4）醋涂抹皮肤蚊子不叮咬

对付蚊子的主要目的是不让它们咬叮,可以用棉花球沾一些醋擦在皮肤露出的部分,醋挥发得很快,所以不会使得闻起来像腌过的黄瓜似的。不要使用含有二乙基妥鲁香,俗称 DEET 的驱蚊药。因为这种物质不但会损害敏感性的皮肤和呼吸道组织,而且可以穿透塑胶,溶解油漆。

(5)稀释的薄荷油可除蚊

有 2 种天然的驱蚊油是香茅油和除蚤薄荷油。这 2 种油直接擦在皮肤上,会使皮肤长疹子,如果不小心揉进眼睛,也会伤害眼睛。把这 2 种油稀释在伏特加酒或是植物油里(每 30 毫克里滴几滴),然后像擦香水一样,擦在身体重要的部位。

(6)其他有效的防蚊法

蚊子很讨厌大蒜的气味,所以另一个可行的方法是吃大量含有大蒜味道的食物。如果你实在受不了和蚊子同处一室,等它们停在墙壁上时,用吸尘器将它们吸下来。在窗外种植罗勒叶植物,也可以防止蚊子飞进来。

食物中有虫怎么办

食物中可能含有虫(甲虫、象鼻虫、蛾类和干酪蛆等)。家中会有这些虫是因为他们早已生存在买回来的日用物品中。所以在买包装的食物前,要先检查一遍,注意包装是否有松口或是小洞。尤其注意谷类(包括未处理过的谷类、面粉、加工过的谷类食品、面粉做的食品,以及烘烤过的食品)、脱水水果、豆类、奶粉,以及宠物的食品。购买这些食物时,不要买多,只要能在短时间内吃完就行。

防治策略

(1)冰箱或冰柜的低温除虫最简单

把食物存放在紧密的容器里,然后放在冰冷、干燥的橱柜或冰箱、冰柜里。在橱柜里放一些硅胶(建筑材料行里可以买得到),可以使橱柜保持干燥。夏天的时候必须 1 周检查 1 次,冬天则只要 1 个月 1 次就够了。如果食物中已有虫就赶紧丢到外面的垃圾桶里,免得虫子跑到其他容器里。如果必须大量购买食物,也许应该考虑多买一个小冰箱来保存这些食物。如此一来,不但不会长虫,还可以保持食物的新鲜度。

(2)月桂树的叶子能除飞虫

在食物容器里放一片月桂树的叶子也可以赶走任何企图接近食物的虫子,可是对于已经长满虫子的食物就没有用了。如果要试试这一招,记得要用棉布来盛这些月桂树叶,免得它们会混到食物里而使食物变脏。

除虱的简易办法

目前很普遍的除头虱洗发精成分是除虫菊精,和一般喷雾式杀虫剂一样,它的毒性和其中的菊精无关,而是来源于掺在其中的石油提炼物。因为我们通常都无法确定这种石油提炼物是什么性质,所以我们不会用含有这种不明毒物的化学药品来擦拭小孩的头皮。更何况头皮含有很多毛孔,毒性物质很容易渗进头皮里。如果把化学药品擦在头发上,就很容易渗入人体血液循环里。

防治策略

(1)使用除虱梳

一个有特效,而且比较安全的方法是同时使用含椰子油的洗发精和特别设计的用来除去虱卵的梳子,各大药房应该有卖。方法如下:一是用温水将头发弄湿,然后倒上含有椰子油的洗发精。椰子油含有的十二醇可以杀死成熟的虱子(也可以使用以椰子油为主要成分的肥皂),把肥皂抹在头发上,或将洗发精倒在头发上,揉搓成厚的一层泡沫,盖满整个头部就行了。二是用温水冲洗干净,再重复一次。这一次把泡沫留在头发上,用毛巾把整个头包起来,持续30分钟。三是把毛巾拿下来,用普通的梳子先把头发梳齐,然后再用除虱卵的梳子梳,一次大约梳5厘米的范围。如果在梳的过程中头发干了,可以用水再弄湿。视头发的长短,有时候必须花上2个小时,甚至更长的时间才能把整个头发梳完。卷发及比较长的头发需要的时间则更多。四是除掉头虱之后,用水再冲洗一遍,然后吹干。头发干了以后,再仔细检查一遍,把漏网之虱用手拿掉。

这项工作是个细致活,如果家中有人染上头虱,全家人都得预防,虱子才不在乎它是住在谁的头上呢！而且如果头虱在家庭成员的头上传播开来,要除掉头虱之患可得花相当长的时间。

（2）使用吸尘器和烘干机除虱

在除头虱的过程中,家中每个人每天都得用特定梳子梳头,以确定到底还有没有头虱。同时每天都要用吸尘器吸净沙发,彻底清理并换洗枕头套、床单和衣服。如果想要更安全一点,就应该把枕头和毛毯子放进烘干机里进行烘烤,把可能残存的虱子彻底杀死。7~10天之后,看看有没有漏掉的虱卵又孵了出来。万一有,必须再重来一次,把整个除虱过程再重新做一遍。

使用杀虫剂的安全措施

如果实在找不出别的好法子,非要借用化学杀虫剂杀虫的话,至少要遵守下列原则:购买或使用杀虫剂之前,一定仔细读标签,并依照标签上的指示使用,而且不能用在其他用途上;不可超过杀虫剂所规定的用量,使用过量会危害人体和环境;杀虫剂不要放在靠近食物或碗盘的地方;不要让幼童及宠物接近杀虫剂或其喷过的地方;喷药时不要抽烟,避免吸进杀虫剂;如果要混合不同的杀虫剂,必须小心,免得溅出来;如果不小心沾到皮肤或是衣服,赶紧用肥皂及水清洗,衣服也要立刻换掉;杀虫剂要存放在能上锁的地方,千万不要倒入别的容器里,尤其是可乐之类的瓶子,这种瓶子最容易吸引小孩子的注意力;空的杀虫剂容器要谨慎地处理,家用杀虫剂瓶子可以用报纸多包几层,小心绑好,丢在有盖子的垃圾桶里;大量的杀虫剂容器应该交给特殊的焚化炉或是掩埋场处理,千万不要自己焚烧;使用杀虫剂之后,一定要用肥皂洗手,衣服也应立刻换洗;万一有人误食杀虫剂,应立刻按照标签上的指示先做急救,同时打电话给医生或是尽快送医院,送医院时记得带着杀虫剂上的标签。

抵抗病毒的传播与感染

感冒病毒是最典型的"隐形杀手",这些病毒遍布于空气之中。它们传播快、繁殖快,在公共场所密度较大,因此千万不要经常或长时间待在公共场所。目前市场上治疗感冒和咳嗽的药含有非常复杂的活性成分,用以减轻疼痛、喉咙痛、咳嗽、发热、鼻窦充血、流鼻涕、打喷嚏等感冒所特有的症状。这些药虽然可以减轻感冒症状,却无法根治感冒。一般的感冒药包括止咳剂、祛痰剂、通鼻剂、治喉咙痛的药、止痛剂及退烧药,可以针对不同症状分别购买。

止咳药能暂时抑制咳嗽。不同的止咳药的止咳原理是不同的,依药中有效成分决定。有的药中所含有的可卡因和右旋丙氧芬,能阻挠脑部神经的活动从而减少咳嗽;有的药则靠减轻喉咙及支气管内的疼痛及不适感来减少咳嗽。一般药房所卖的止咳药只能减轻因为支气管发炎所引起的咳嗽,使用时间不能超过1周。哮喘及肺气肿患者尽量不要用成药来止咳。含有可卡因的止咳药最主要的危险是:可卡因是一种麻醉剂,大量服用会产生严重的依赖性,因此患者可能会上瘾。右旋丙氧芬会引起胃不舒服、昏昏欲睡,甚至失去知觉。有些止咳糖浆含有很高成分的酒精,某些药剂所含的酒精含量甚至比一般酒精饮料的酒精成分还高。

通鼻剂可以使鼻窦里水肿的血管收缩,从而减轻鼻塞。可是等药效一过,这些血管会水肿得比以前更厉害,使鼻塞更为严重。减轻充血剂不能连续使用3天以上,而且如果有高血压、心脏病、糖尿病和甲状腺方面的疾病,除非有医生的指示,否则不能服用。

防治策略

(1)维生素C能缓解感冒症状

当然,人们一想到感冒就会想到维生素C。虽然并没有什么科学根据可以证明维生素C可以预防感冒,可是它能大大地减短感冒病毒的生命周期。即使发现自己已经感冒了才开始吃维生素C片都是有效的。所以只要一觉得有感冒的征兆,就应该赶紧吃维生素C片。如果需要的话,感冒期间一天可以吃4 000~5 000毫克的维生素C片。

(2)辣椒和大蒜也能杀死感冒病菌

此外,多喝点热的流质,如鸡汤,或是加了很多香料的东西,譬如辣椒和大蒜也能杀死细菌。草药茶也有帮助杀死感冒病菌,比如春菊、柠檬香油、接骨草、接骨木,或是马鞭草。要是想使喉咙不痒,任何硬糖和咳嗽糖都一样有效,其目的就是能分泌唾液。大型超市里可能有草药做的咳嗽糖,或是加了蜂蜜的硬糖。

(3)蜂蜜和洋葱能治喉咙痛

先把一整棵洋葱切片放在盆里并加上很多蜂蜜,然后盖上盖子,几小时之后,洋葱会软化,流出一些汁。吃下两三茶匙后喉咙痛就缓解了。也可以试试姜汁牛奶。把牛奶加热,加上两三片生姜(或是 1/2 ~ 1/4 茶匙磨碎的生姜),然后再依个人口味加点蜂蜜,趁热喝下。

安眠药是真正的"隐形杀手"

很多人因为不容易入睡或是睡得不好而购买安眠药。可是如果使用不当,安眠药会成为真正的"隐形杀手"将人毒害。它的种类很多,按时效可以分为三大类。

短效类:使用于入睡困难者或偶发性、暂时性的失眠症。①速眠安:化学名为咪达唑仑,又名咪唑安定,作用时间短。孕妇、重症肌无力者禁用,精神分裂症及严重抑郁症者不宜。②思诺思:化学名为唑吡坦,作用快,适用于短疗效治疗(一般不超过 4 周),有腹泻、头痛、记忆力减退等不良反应。孕妇、哺乳期妇女、15 岁以下儿童禁用,年老者、肝肾功能不全者慎用。

中效类:适用于睡眠浅而多梦者。①舒乐安定:化学名为艾司唑仑。不良反应少,老年、体弱者及儿童要遵医嘱。②佳静安定:化学名为阿普唑仑,有抗焦虑作用。不良反应为头昏、便秘,大剂量可致共济失调、皮疹、白细胞减少。有成瘾性、抑郁症患者慎用,年老体弱者药量减半。

长效类:适用于睡眠浅而早醒者。①安定:化学名为地西泮,该药治疗范围广,可抗焦虑及恐惧症,还用于紧张性头痛。不良反应与阿普唑仑相似。青光眼及重症肌无力患者禁用,老年人、孕妇及哺乳期妇女慎用。②氟安定:化学名为氟西泮,口服吸收完全,作用快,对于入睡困难者作用较好。该药的不良反应有胃肠道反应,老年人可致共济失调,有依赖性。肝、肾功能不全者、孕妇慎用。

使用安眠药时不应感觉哪种好就长期服用,因为安眠药直接作用于中枢神经,对人体不良反应较大,有些还有成瘾性。药房里卖的安眠药一般不能连续服用 2 周以上,长期的失眠应该找医生治疗。

防治策略

（1）提防精神作用

首先,确定是否真的失眠。很多失眠的人以为每个人都要睡足 8 小时才算足够,而一般人都很难保证 8 小时睡眠。其实我们每个人的体质都不相同,所需要的睡眠也不一样,因此我们所需要的睡眠只要能让我们的身体觉得已经获得充分的休息就足够了,而不用一味地去追求长时间的睡眠。此外,睡眠时间的长短在一生中的各个年龄段也都不一样。

（2）热牛奶能帮助入眠

要想在梦中睡得香,最好的妙方是在睡前喝一杯热牛奶。牛奶里面含色胺酸,色胺酸能帮助身体制造引人入睡的血管收缩素。此外,吃一顿含有大量碳水化合物的晚餐也能帮助进入梦乡。

（3）棉质床上用品能提供良好的睡眠

教几招对付失眠的办法。首先,把床单改成全棉的,这个办法非常奇妙,换了床单以后,很快就能入睡。如果床单是混纺的床单,一般都经过了甲醛的处理,甲醛是引起失眠的原因之一,那么失眠当然是情理之中了。在除掉床单这个因素之后,可能又发现不能入睡的原因是:身体虽然很疲倦,可是脑子硬是不肯休息,就像脱了缰的野马一样一直往前跑个不停。这种情况下可以一直在头脑中重复"睡觉"这 2 个字,让心平静下来。刚开始也许不行,可是不要放弃,每天晚上都坚持的话,最终会发展到一上床只要想到"睡觉"2 个字,就能立刻睡着了。

用药安全措施

听说过药品的不良反应吗？所谓药品的不良反应,是指患者在服用药物中在药物的治疗计量内出现的。当然,这是它在大辞典中的定义。抛开这些文绉绉的论调,向您介绍一些生活中实用的常识。

　　有时,当您感觉嗜睡、乏力的时候,也许您并不是缺觉,也不是要感冒,而是您服用的某种药物在您身上出现了药物的不良反应,也许是异丙嗪这种药物的作用。您大概没有听说过这种药物的名字,但是,许多药物中都含有。它是一种治疗过敏性疾病的良药,治疗肠胃痉挛的药物硫酸阿托品则会在治疗的同时使人感到口干。所以我们用药一定要根据患者的具体病情,选用合适的药物,避免服用会产生不良反应的药物。

　　维生素 C 是一种人体不可或缺的物质,人体不能自己合成这种物质,需要从食物中获得。维生素 C 的毒性不大,但长期服用、特别是过量服用,就会引起维生素 C 中毒,即发生腹痛、腹泻、恶心、呕吐等一系列不良的反应,甚至会在泌尿系统中形成草酸结石。大剂量注射维生素 C,还会引起静脉血栓;儿童服用过多时,会引起水肿、消化不良等症状。而且维生素 C 储存时间过长,还会产生很多有害的物质,服用后会引起糖尿病、肾结石等严重的病症。

　　链霉素是一种很有效的抗生素,但同时它的毒性也是很大的。最严重的链霉素中毒可造成永久性耳聋。所以,一旦出现了耳鸣、头晕等症状,应立即停止用药,到医院让医生检查。

　　鱼肝油是许多家长给孩子选用的一种营养物质,殊不知,长期大量地服用,儿童会出现毛发枯落、贫血、四肢疼痛、头痛、恶心、腹泻等中毒的症状。婴幼儿服用维生素 A 一次超过 30 万国际单位时,会引起急性中毒,而维生素 A 正是鱼肝油的主要成分之一。鱼肝油虽然有营养,但是过量的服用会引起严重的后果。所以,万万不可滥用!

　　泼尼松,又叫强的松,是一种人工合成的肾上腺皮质激素。属于这类药的还有地塞米松、氟氢可的松、抗炎松等,统称为皮质激素,多用来治疗风湿性关节炎和类风湿关节炎、严重的支气管哮喘、结缔组织病(如系统性红斑狼疮)、急性白血病和休克等病。这类药如果使用得当,不仅可减轻症状,收到良好的效果,对垂危患者的急救有时也能起辅助作用。但是这类药也有严重的不良反应,应用不当非但无益,还会产生很多害处。如大量或长期使用,会引起肥胖、水肿、多毛、痤疮、血糖升高、骨质疏松(容易骨折)和伤口不易愈合等,还能使儿童生长发育停滞。所以,这类药应在医生指导下,严格按医嘱服用。用多久,应由医生按病情决定,长期应用本药的患者,停药时应逐渐减量,不宜骤停,以免发生急性肾上腺功能不全的症状。长期使用激素时(特别是老年人和儿童),要多吃些蛋白质和维生素含量丰富的食物,如肉、蛋、蔬菜、水果等。同时,应少吃盐,还要定期测量血压、血糖和体重。患有胃溃疡、结核病、水痘、带状疱疹、糖尿病、高血压病、精神病和刚接种过牛痘的人,都要禁用或慎用这类药物,以免引起不良后果。

吃药时,万万不可用果汁、茶等饮料送药!这是因为,许多药物中的某些化学物质都会与茶水或是果汁的某些物质发生这样或是那样的化学反应,这就使得药品中的有效成分不能被吸收,发挥不了应有的作用。

一些该注意的事项:把药放在儿童够不到的地方,防止意外中毒。儿童对任何东西都很好奇,他们可能会把药丸当作一种好吃的东西。现在很多药都有甜味,儿童就更有可能把药当作糖果大量吃下,造成严重的后果。每次吃成药之前,记得请教医生这个药是不是适合现在的症状。尤其是孕妇一定要这么做。此外记得告诉医生所有正在服用的药,医生才能判断同时服用这些药会不会有危险,因为有些药是不能同时服用的。服用前仔细阅读说明书及标签,严格照说明书上的指示服用药物,除非绝对需要,否则不要吃太多药,因为同时服用越多种药,发生不良反应的可能性也越大。注意服药后的感觉,留意是否有不良反应。若发生了不良反应,请立刻停止服用药物,向医生咨询,谨遵医嘱。

胃溃疡患者不能长期服用小苏打。小苏打是我们平常做馒头、面包等食物时必用的。它实际上是碳酸氢钠,是碱性的,正因为它是碱性的,它可以中和过多的胃酸。许多胃病特别是胃溃疡患者,每当胃病发作或者想吐酸水时,就用一些小苏打作为治疗胃痛的方法。可实际上常吃小苏打对身体是有害的。这是因为小苏打在人的胃里会和胃里的酸性物质反应生成二氧化碳,使胃内压力增大,反而加重病情。同时,二氧化碳还会刺激胃黏膜,产生更多的胃酸,进入恶性循环。而且长期大量服用小苏打,还会引起碱中毒,轻者恶心、头痛、厌食、抽搐,重者昏迷。尤其是老年人和患有肾病的人,更容易发生碱中毒。因此,胃溃疡的患者不能常吃小苏打,起码不能以小苏打作为依赖的药物。正确的方法是:能中和胃酸的药物应该和一些解痉药物一起服用,并配合饮食治疗,才能收到更好的效果。

第三节

揭秘生活用品的危害

美容及卫生用品都用在了我们身体最敏感的部位。我们大多数人每天都在使用肥皂、洗发精、牙膏、香水、化妆品、卫生纸以及其他个人卫生用品。这些东西全都用在我们的皮肤上,包括非常脆弱而细腻的地方。你一定以为这些东西和我们吃的食物一样都经过了严格的检验,可遗憾的是,事实并非如此。

有毒的化妆品

化妆品里含有不同的活性成分,这些活性成分可能含有激素或有毒物质。个人卫生用品最普遍的问题是会引起皮疹,轻则发痒不舒服;重则疼痛不堪,甚至产生破皮的现象。除此之外,它们还有其他的危险性,每天用的口红可能致癌,如果儿童不小心吞食香水,那么,儿童可能就会中毒。洗发精中含有毒性很高的物质。

防治策略

(1)回归自然

市面上有一些美容及卫生用品是安全的,可是有很多卫生用品是自己就可以在家里做的,家里自己做的卫生用品可能更安全。回归自然就是使用天然物质。如用柠檬汁喷头发,可使头发既柔软又不变形。而用清香的药草来泡澡可能要比一般的泡沫澡过瘾多了。我们用在自己身体上的东西不仅应该使我们更迷人,还应该对我们的身体没有伤害。美丽的前提应该是健康,没人喜欢那种不自然不健康的美。使用化妆品只是为了巧妙地增添美丽,并不是为了改变外貌而掩盖了真正的自己。

（2）提防"天然"化妆品中的非天然成分

在仔细讨论天然产品之前,应该先了解一点,以化妆品为例,"天然"2个字并没有一个法律上的定义。因为天然的美容及卫生用品已经变成一笔利润很大的生意,很多厂商都想在这个市场大赚一笔,所以他们就在他们那些并不是天然的产品上加了"天然"的标签,在标签上列出那些天然成分,对于非天然成分甚至有害成分则只字不提。这些产品看起来好像很天然,因为它们含有蜂蜜、青草、麦芽精油等天然成分,可是不容忽视的是,它们同时还含有一些非天然的成分,如人工色素、香料及防腐剂等。

（3）注意化妆品中的过敏成分

如果是对某些药物过敏,就应该特别注意标有"不含任何过敏成分"的产品。因为每个人对药物过敏的情况不同,所以没有一种产品是适用于任何人的。通常这种所谓的"不含任何过敏成分"的产品只是去掉香料、羊毛脂、可可油、玉米粉、棉花籽油等一般最容易使人过敏的成分,但是它们可能还含有其他敏感的成分。

有毒的假牙清洁剂

假牙清洁剂一般说起来还算安全。大部分的假牙清洁剂产品都是由各种盐混合而成的,例如过硼酸钠(白色粒子及结晶粉,制造牙粉成分)、氯化钠(食盐)、碳酸钠(白色粉状)、氯化钙、硫酸镁(白色针晶或干粉)、磷酸三钠等。

这些盐分会严重刺激眼睛,所以如果把假牙泡在杯子里,记得把杯子放在儿童够不到的地方。儿童总是很好奇的,如果他们去玩杯子一不小心就可能把药水打翻,很可能就会溅到眼睛里面。假牙清洁剂也会刺激皮肤,不过伤害性不大。除此之外,假牙清洁剂里含有人工色素、香料和不同的防腐剂,这些成分用在清洁假牙上,并不会造成真正的伤害。

既然已经知道假牙清洁剂没有什么危害性,您可能会开始使用了。但是,如果自己动手做假牙清洁剂,就可以省下一些花费,同时消遣一下,一举两得,何乐而不为呢? 这些做法中所使用的活性成分和市面上的商品一样,所以用起来一样有效。不过,自己做的清洁剂一样会刺激眼睛,所以千万别让儿童接触到。

防治策略

(1)简单的方法

先把1/4茶匙的磷酸三钠溶化在半杯水里,然后把假牙放在里面,泡上一整夜。可以在化工商店里买到磷酸三钠。如果想要效果好一点的清洁剂,可以先把大半杯磷酸三钠加上7滴猪油、薄荷,或是含有任何自己喜欢的味道的东西,装在瓶子中用力摇动几下,然后再照着前面的方法,把3/4茶匙的加了香料的磷酸三钠和半杯的水混在一起,就能得到理想的假牙清洁剂。

(2)复杂的方法

在放有磷酸三钠(纯的或是加了味道的)的杯子里,加入大半杯过硼酸钠(一种漂白剂,药店里有卖),再加入大半杯盐。把1/4茶匙的这种混合液溶在半杯水里,把假牙放在里面,泡上一整夜。这种做法和市面上卖的假牙清洁剂非常类似,而且具有前面介绍的纯磷酸三钠清洁剂所没有的漂白作用。因此清洁效果比前一种更好,当然,第二天早上在戴假牙前,应该先把它冲洗干净。

喷雾剂、洗液使用禁忌

女性所用的喷雾式卫生用品通常只有一些香料,并不含有杀菌、消除异味的成分。使用这些产品不但不会使皮肤更卫生,反而常会刺激皮肤,其症状从发疹子、不舒服到发炎、破皮等都有。如果女性在房事之前使用这些用品,她们的伴侣也可能受到影响而产生皮肤上的问题。长期或规律性地使用女性喷雾式卫生用品都有一个潜在的危险,因为大部分产品都含有滑石粉,而滑石粉常受到有致癌作用的石棉的污染。研究报告指出,任何程度的石棉接触都可能是危险的,将石棉吸入肺部是最大的伤害。因为这些产品都是喷雾式的,所以其中的滑石粉就很容易进入肺里,对人的伤害是很严重的。

所以生产厂商一般都在产品上标有这样的字眼"警告：不要喷到眼睛。瓶中有压力，易燃烧，不要洞穿或焚烧。不要放在温度高于 48 ℃ 的地方，也不要在靠近火的地方使用。勿让儿童接触。请严格根据说明书上的指示使用。故意加重使用量或吸入其中的气体都会造成伤害，甚至危及生命"。

还有这样的字句"小心：只能外用，不能内服。喷用时，瓶口和皮肤的距离至少保持 5 厘米，不要喷在破皮、发炎，或是发痒的部位。如持续有不寻常的味道或是分泌物，应该立刻咨询医生。如果发现有疹子、发炎或是不舒服的感觉请立刻停止使用"。

女性洗液的坏处比好处多，它们通常含有碱、清洁剂、人工香料和酚。这些成分对身体并无益处，有的甚至是有害的。酚是一种毒性很强的化学物质，而且很容易经由皮肤进入人体。洗液会引起皮肤发炎、过敏及阴道炎。同时，阴道内部纤细的组织也很容易吸收有毒的化学物质，使危险性增高。所以使用洗液实在危险，其实健康的妇女根本不需要使用这些用品。

防治策略

每天洗澡时用清水冲洗就可以消除阴部的异味。千万不要用肥皂清洗阴道内部，否则会引起发炎，并可能使性伴侣感到不舒服。如果身上常常有不好的味道，应求助医生，而不是用除臭剂来掩盖。因为滥用除臭剂可能会带来比有异味更严重的后果。

安全使用发胶或摩丝

一般发胶或摩丝产品上都标示有这样的警告："易燃，避免在有火焰的地方，吸烟时，头发完全干燥时使用，不要喷在眼睛附近。瓶中有压力，不要穿洞或焚烧，不要放在温度高于 48 ℃ 的地方，不要让儿童接触。严格依照说明书上的指示使用，如果故意加重使用量或吸入其中的气体均会造成伤害或危及生命。"

发胶或摩丝里大多含有下列成分：喷气燃料、酒精、甲醛及人工香料。长期使用可能会患一种叫作贮积病或沉着病的肺病，这种病会引起淋巴结肿大及血细胞的改变，这种病听起来似乎很严重，但幸好是可以医治的。患这种疾病的妇女在停用喷雾整发剂后 6 个月就能恢复正常,并需要接受一定的治疗。同时,有很多人因为在使用喷雾整发剂时不小心喷到脸上而引起皮肤过敏,造成比较严重的后果。鼻子和眼睛受到刺激是经常发生的事情。泡沫发胶和喷雾整发剂的成分几乎完全相同,危害几乎一样。

防治策略

(1)自做柠檬发胶美丽而健康

大型超市销售的无味筒式天然喷发剂比一般的喷雾式产品安全多了,不过仍可能含有酒精、香水和其他可能引起过敏的成分,因此仍然具有一定危险性,我们可以用天然的物质自制喷发剂。

自己用柠檬做喷发剂的方法是:把一个柠檬切碎,放入锅内,加上 2 杯干净的热水,用火煮直到剩下一半的水。冷却之后,把其中的汁过滤出来,将柠檬汁放在普通喷水式瓶里,试用一下。如果太黏可以再加点水,放在冰箱里。可以在柠檬汁中加几滴白酒当作防腐剂,防止柠檬汁变坏。

(2)蜂蜜做发胶简单而安全

还可以用蜂蜜来做喷发剂:在一杯温水里加入 2~5 茶匙的蜂蜜,装在筒式瓶子里均匀地摇晃。可能要多试几次才能决定什么样的比例最好。蜂蜜的成分越高,发型越固定。可是请注意太多蜂蜜也可能使头发黏黏的,把做好的喷发剂存放在冰箱里,这样可以保持几天不变坏。

(3)用明胶做发胶也不错

如果一定要用泡沫发胶,可以试着用明胶。把 1/4 茶匙纯的、无香料的明胶溶化在一杯开水里,让它在室温下冷却(不要放在冰箱里)。也可以事先做好放在浴室里。使用的时候,沾一点抹在湿的或干的头发上再吹干。头发上不但不会留下任何残渣,头发也很有型。

去头屑洗发水可能有毒

洗发水都标示有"小心! 不能内服。放在儿童够不到的地方。避免溅入眼睛,若溅入眼睛,请立即用清水冲洗。如有刺激皮肤的情况发生,立即停止使用"等相关字样,其中去头皮屑洗发精是所有护发用品中最危险的,因为它们为了防止头皮屑脱落,多半含有毒性极高的药物。最常见的治疗头皮屑的化学物是二硫化硒(橘色粉末),如果摄入二硫化硒,会引起肝、肾、胃、心脏及其他器官的退化,这是一种很容易透过皮肤被吸收的物质,会引起内眼睑发炎、皮肤发炎、头昏、不安、心跳加速、呼吸困难、昏昏欲睡、流汗、昏迷及抽搐。此外,去头皮屑洗发精还可能含有有毒的甲酚(存在煤焦油中)、会致癌的PVP、清洁剂、人工色素和香料。

普通的洗发精也不安全,它们常常用甲醛来做防腐剂,可是标签上却不提甲醛,这是许多厂家一贯的做法,目的显然是为了美化自己的产品,扩大销量,求得利润。甲醛除了有致癌嫌疑外,即使成分很低,也能引起皮肤、眼睛及呼吸道发炎。仅仅是轻微或间接的接触甲醛都会对人体产生不良的影响,所以政府法规规定所有含甲醛的产品都必须贴上警告标签。然而在我国,标签法令还不健全,洗发精成了"漏网之鱼"。

防治策略

(1)无毒去头屑法

不用洗发精,改用小苏打粉洗头,抓一把小苏打粉用力搓在湿头发上,用手指尖轻轻按摩,使它渗透到头皮上。彻底地冲洗后,再把头发吹干。停止使用所有的洗发精、润发精、喷发剂,以及所有的护发用品。第一次用小苏打洗头,可能使头发看起来像稻草(所以别在赴约会之前尝试这种方法),如果能忍耐一下,坚持下去,几个星期之后,头皮屑消失了,头皮开始分泌自然的油脂,头发也会恢复自然柔软。等头发恢复到这个程度,就可以开始用天然洗发精,并和小苏打间隔使用。观察一段时间之后,就可以找出一个保持头发柔顺而又没有头皮屑的最佳方法。

(2)用肥皂、醋或柠檬汁洗头

可以用液状肥皂或是固体肥皂来洗头,不过必须彻底把肥皂冲洗干净。如果洗不干净可以试着加一点稀释的醋或是柠檬汁,用肥皂洗干性或中性头发效果很好,而它对油性头发不太合适。

(3)使用天然洗发用品

要买天然洗发精,不要到药店去找,应该去大型超市。因为大型超市里护发用品的种类繁多,而药店里选择的余地不大。这些天然洗发精都非常安全而且有效。

既然谈到头发，我们也顺便谈谈发梳，如果头发常有静电，可能是因为梳子是塑胶制的，如果改用木头做的梳子，静电就会少很多。

牙膏与漱口水的安全使用

漱口水含有某些有害的成分，如果误食还可能致命。浴室消毒用品所含的成分，例如能杀菌的酚、甲酚和乙醇也可能出现在漱口水里（虽然成分比较低），这些成分都是有毒的。漱口水是很容易吞进肚子里的，因此使用漱口水一定要小心。生产商在漱口水的标签上标示："放在儿童够不到的地方。只能漱口，不能吞食。6 岁以下的小孩不宜使用。"乙醇（酒精）是一种石化物质，会影响中枢神经系统，引起恶心及昏昏欲睡的感觉。如果吸食过量，可能导致中风、昏迷甚至死亡。漱口水也可能含有甲醛、人工色素、碱和过氧化氢，这些物质是有害而无益的。

含氟牙膏虽然没有警告标签，可是却含有碱、乙醇、人工色素和香料、甲醛、矿物油、糖精及能致癌的 PVP，也就是喷发剂里所含的塑胶粒，含氟牙膏也不是很安全。为了保护牙齿，儿童经常使用含氟的漱口水及牙膏。氟可以防止蛀牙是公认的事实，可是如果漱口水、牙膏及饮水中的氟加起来，很可能使儿童摄入过量的氟，反而导致牙齿变色及其他疾病。

有很多漱口水及牙膏，不管含氟或不含氟，都带有糖精。科学家们发现，糖精是使实验室里的动物致癌的原因之一。因此法律规定食品及口香糖如果含有糖精，都必须在标签上注明警告字样，而含糖精的漱口水及牙膏却没有警告标签。防止口臭的不含氟的漱口水及牙膏其实也含有类似的成分，而且具有一样的危险性。

防治策略

（1）不要任意补充氟

请牙医诊断你的牙龄是否真的需要补充氟，让医生定期做氟化治疗，也许比自己随意用漱口水及牙膏处理要安全和有效得多。我们知道有一种天然牙膏是含有天然的矿物性钙及氟的，它和其他天然牙膏一样，在一般大型超市里都有卖。

（2）家庭自制天然牙膏

如果害怕使用过量氟会带来危害，可以用小苏打刷牙或是在小苏打中加一些磨碎的草莓，它会起泡沫，就像牙膏一样，而且含有某种治疗牙龈疾患的成分。其实不用牙膏也能刷牙，关键是要把牙缝间的食物刷出来，这样才能保持良好的口腔卫生。如果习惯用漱口水来使口腔清爽有香味，你可以改用很浓的冷薄荷茶漱口，效果是一样的。

（3）多用天然牙具

大部分牙刷都是用尼龙毛做的，如果牙龈有问题，可以试试改用天然毛做的牙刷，一般的大型超市有卖天然毛做成的牙刷。这种牙刷不会磨擦牙齿，对牙龈的损害很小，因此，牙龈容易流血的人改用它以后，问题就解决了。

不要滥用收敛水

大部分的收敛水都是酒精（经过再制，使它不能饮用）加上一点人工香料和色素使它看起来好看些，再加上一点甘油使皮肤柔软不粗糙。有些收敛水药性很强烈，能烧伤皮肤，而其中的香料也可能刺激皮肤引起过敏性的疹子，不小心溅入眼睛还会伤到眼睛内部的黏膜。而酒精的气味也可能刺激呼吸道引起恶心、嗜睡及头昏。不小心误食，尤其是儿童，可能会危及生命。

防治策略

（1）用柠檬代替收敛水

有一种用柠檬做的收敛水，它能使皮肤又干净又柔软，不会留下任何化学物质。天然的薄荷肥皂不但能清洁皮肤，还能使皮肤不油腻。一般的清洁肥皂虽然能清洁皮肤，可是却会使皮肤分泌更多的油脂，让人感到很不舒服。

（2）泥土敷面不用收敛水

泥土敷面可用来吸收脸上过多的油。可以到大型超市买纯净的泥土，而不要用超市里卖的敷面霜,因为它们含有很多化学物质,而这些化学物质或多或少都会影响我们的皮肤状态。把泥土和水混在一起搅拌,不要太稠,涂在脸上,放松自己,等它干燥,然后用清水将泥土洗净。有规律地用泥土敷脸可以消除脸上过多的油脂,而且可能从此就不需要收敛水了。

(3)用天然收敛水

可以在大型超市里找到天然的收敛水。其实收敛水的有效成分都是酒精,也可以用棉花球蘸伏特加酒,效果与收敛水是一样的。浓的春黄菊或是薄荷茶(冷的)也能充当天然的收敛水,而且还会留下清香呢!脱脂牛乳不但能去油,还会使皮肤柔软细腻。用棉花球蘸牛乳,敷在脸上,等10分钟之后再洗掉,经常使用能使皮肤雪白如乳。

(4)自做收敛水

把1等份的伏特加酒和9等份的春黄菊或薄荷茶混合在一起充分搅匀。把大半杯的清水、2茶匙的伏特加酒和1/4杯的硼砂混在一起搅拌,一直到硼砂溶化为止。用1/4杯的柠檬汁、1/4杯的莱姆汁、1/4的清水和1杯底伏特加酒混合在一起,充分搅匀后静置,再过滤掉果肉,得到的这种天然收敛水,对油性皮肤尤其有效。

有毒的指甲油

截至目前,研究人员发现几乎所有的指甲油都是有毒的,人们还无法找出有哪种指甲油是天然的或是无害的。虽然制造商都在产品上标示"小心:请置于儿童够不到的地方。内服会造成伤害。万一误食应立刻送去医院进行清洗"等字样,但使用者对其中的成分还几乎是一无所知。其实大部分去指甲油剂的主要成分都是溶媒丙酮(有香料的无色液体),丙酮可以溶化指甲油,也会使指甲变脆、容易开裂,或使指尖长疹子。如果吸入体内,去指甲油剂的气味会刺激肺,使人觉得头昏脑涨。不小心误食,丙酮还会引起不安、呕吐,甚至昏迷。

指甲油毒性更强,但是有的指甲油居然没有警告标签。指甲油含有酚、甲苯和二甲苯三种具高度挥发性而又有害的化学物质。但是它的主要成分并不是酚、甲苯和二甲苯,而是甲醛树脂,可使指甲变色甚至出血。有些女性因为常擦指甲油,指甲不是裂了,就是流血,那是因为"指甲不能呼吸"。为什么这么说呢? 甲醛树脂会隔离指甲与空气的接触,造成指甲无法呼吸,因此会变得很脆弱。

防治策略

(1)尚无替代品,使用时注意安全

目前还不能找到指甲油的替代品。没有必要的话可以不擦指甲油,如果一定要擦指甲油,在擦的时候要很小心,最好是在户外或是通风良好的地方。

(2)不要长时间地使用指甲油

没有天然的物质可以溶解指甲油,所以使用去指甲油剂时,尽量在通风良好的地方,且用过之后请立刻彻底洗净双手,以免刺激皮肤。要尽量少涂指甲油,让指甲接触空气,否则指甲就会变得十分脆弱。

自制染发剂和烫发剂,远离危险品

生产商一般都会在染发剂的产品上标示"小心:产品所含的成分可能会刺激某些人的皮肤。使用之前请遵照说明书上的指示先做局部试验,确定无刺激感才能使用。该产品不能用来染睫毛或眉毛,如若误用将会有失明的危险""警告:产品含有能穿透皮肤的成分。这种成分,经过实验证明,能使动物致癌"等字样。

即使卫生部门规定,所有的染发剂都应该贴警告标签,可是生产商总是有办法逃避,他们只要稍微改变产品的成分,除掉致癌物,然后找到另外一种其实同样有毒的化学物质来替代致癌物质。要试验这种新的化学物质是否有毒,卫生部门多半要花上3~5年的时间,等证明该产品有毒,要求厂商贴警告标签时,厂商早已经大赚一笔了,他们大可贴上警告标签而继续赚钱。

虽然染发剂里的化学成分有毒,可是我们却无法禁止它们在市场上销售。1938年在美国,染发工业部门的领导到国会去游说,使美国国会通过了一项法律规定,染发产品不需要政府法令的管辖,这项法律至今仍然有效。在当时,人们已经知道由人造煤焦油做的染发剂会令某些使用者发生严重的过敏反应。如果政府法令禁止使用这些有害产品,整个染发工业将无法生存,所以染发剂厂商使出全力,不断地游说国会。为了金钱,他们竟置消费者的权益于不顾,更令人气愤的是,他们不但使法令通过,而且想尽办法使它维持有效。

美国消费者报道杂志的一项调查显示,染发剂里常用的 20 几种化学物质都可能是致癌物,同时染发剂还可能含有煤焦油染剂、碱、清洁剂、过氧化氢和铅。人类的头皮有很多毛孔,很容易吸收这些化学物质。普通的消费者也应该能感觉到这些,但很多人目前因为不能找到染发剂的替代品,为了需要,明知对身体有害,仍然在使用染发剂!

烫发剂所含的最具毒性的成分就是乙硫醇酸铵,它能引起手部及头皮的皮肤疹、红肿,并能造成皮下出血。除了伤害皮肤,烫发剂有很强的碱味,能使人感到呼吸困难和不断地咳嗽。如果要烫头发,在大型超市里可以买到用天然成分做的不含碱的家用烫发剂。

防治策略

(1)寻找指甲花染料

市面上最安全的染发剂是指甲花染料,这是一种由植物做成的粉状物质(草药店或大型超市都有卖),它有多种深浅不同的颜色,能使头发颜色加深或变明亮。这种染料还会在头发上形成一层蛋白质保护膜,这层保护膜大约需要 6 个月才会慢慢消失。除此之外,大型超市还有其他种类的天然染发剂,可以去找找,看哪一种天然染发剂适合自己。

(2)自做润丝精染发

可以用植物制成的润丝精做短暂性的染发剂。在化学染料发明之前,有几个世纪,妇女们都是用这些天然润丝精来染发的。这种天然产品虽然不像化学产品一样能使整个头发变色,可是它能使头发亮丽而富有自然的色彩,这是任何化学品都办不到的。如果经常使用这种润丝精,发色会渐渐加深。等到头发变成我们所要的颜色后,就可以隔一阵子染一次,以防止褪色。也可以依照下面的方法利用植物制作润丝精,做好之后过滤冷却。使用时,把润丝精倒在头发上,下面用盆子接起来再倒,同样动作重复做 15 次。拧干头发,15 分钟之后再用清水冲洗干净,这样做后头发就会变得柔软而充满光泽。

金发:1 茶匙柠檬汁加 1 加仑的温水。4 茶匙捣碎的大黄根和 3 杯热水,用小火熬 15 分钟。把 1/2 杯黄色的花或草(例如春黄菊、金盏草、黄色金雀花、番红花、郁金根等)泡在 1/4 加仑的滚水中,泡上半个小时。也可以拿这种润丝精加上等量的柠檬汁,加上一点葛粉,在小火上搅拌直到它变成胶,把胶涂在头发上,然后在太阳底下晒 1 小时。

注意:如果在太阳底下晒干头发,下面做的润丝精能使头发更亮,效果更好。

棕发、黑发:用很浓的红茶或咖啡洗头。把未削皮的马铃薯放在水里煮,用棉花球蘸煮过的水涂在头发上。在涂的过程中要小心,不要弄到皮肤以免皮肤变色。

白发:把 1/4 杯的干鼠尾草(药店有售)放在 2 杯水里煮 30 分钟,然后再泡几个小时。把这种水擦在头发上,等干了之后再用清水冲洗干净。开始时每个星期洗 1 次,等到头发的颜色固定,再改为 1 个月 1 次,以免褪色。把黑胡桃壳打碎,放在锅里,加满开水,加入一些盐,泡上 3 天。3 天之后,再加入 3 杯滚水放在锅里炖 5 小时,必要时可以加水。过滤之后再用小火炖到只剩原来水量的 1/4。再加入 1 茶匙的丁香或甜胡椒,放在冰箱里泡 1 个星期,记住每天都要拿出来摇一摇,1 个星期后,取出过滤,得到的液体就是我们所需要的染发剂。

红发:用很浓的丁香茶或是咖啡洗头。把 1 茶匙的指甲花、春黄菊和醋放在滚水中泡 15 分钟。

注意:要小心使用,染发剂因为沾到任何东西都会染色,使用时最好戴上手套,而且不要溅到皮肤上。否则皮肤也会被染上颜色。

(3)使用注意事项

如果一定得用市面上的染发剂,美国消费者报道杂志建议采取下列的防治措施:绝对必要时才使用,4~6 个星期使用 1 次即可。不要经常使用,否则会影响头发健康。不要让染发剂停留在头发上的时间超过说明书上所规定的时间。使用之后,用清水彻底冲洗头发,尽量不要留下残余。使用时尽量避免接触头皮(染发剂很容易经由毛囊及油腺吸收进入血管内)。

有毒的卫生棉条

卫生棉条中与毒性休克并发症(TSS)有关,TSS 是一种少见的致命的疾病。TSS 的症状包括发热(体温达到 38.5 ℃甚至更高),患者出现呕吐、腹泻、起似太阳晒伤的疹子、脱皮、血压急速下降,甚至休克。曾经出现这种症状的妇女不应该使用卫生棉条,因为她们属于 TSS 的高危易发人群,虽然导致 TSS 的真正原因不明,不过大部分的病例里都能发现 TSS 和使用有葡萄球菌的卫生棉条有关,而且使用超强吸收力纤维卫生棉条的妇女更容易产生 TSS 症状。

防治策略

(1)不要使用超强吸收纤维的卫生棉条

不要用吸收力特强的品牌,卫生棉条的产品说明上都会注明所使用的材料,要选用棉质或是人造丝做的。而不要选用纤维做成的卫生棉条,有的牌子的产品上面甚至还特别标明"强吸收纤维",因为超强吸收力纤维能使葡萄球菌大量繁殖,如果培养在一般的棉花纤维上,细菌则不会大量繁殖,反而会急速减少。因此,所选卫生棉条的材质最好不要是超强吸收纤维。

(2)选用海绵做天然卫生棉条

柔软的海绵可以充当天然的卫生棉条。美国联邦政府规定不能销售放入人体的海绵,所以不可能在药店买到海绵做的卫生棉条。可以找到化妆用的海绵,它们看起来像蓬松的枕头,通常是用来擦粉底的。用海绵做卫生条之前,先把海绵放在自来水下冲洗几次,然后再用清水煮 2 分钟,使用之前或是取出时一定要先洗净双手。海绵应该存放在干净通风的地方,不要把潮湿的海绵放在塑胶袋或罐子里。每次月经来之前先把海绵消毒后再使用,以免细菌滋生。此外,也可以用一般的卫生棉,但不要选有香味的品牌,因为人工香料对皮肤是有害的。

安全避孕，珍惜健康

口服避孕药含有人工雌激素，它是以改变体内化学平衡的方法来防止排卵，使身体以为自己已经怀孕了，因而停止排卵。很多妇女对于长年累月吃这种改变激素的药感觉不安，她们所服用避孕药的不良反应不胜枚举：发胖、长粉刺或湿疹、恶心、齿龈发炎、眼睛发炎（导致视力下降、影像重叠、眼睛疼痛发肿、无法戴隐形眼镜）、头痛及生殖器官癌变等。如果妇女在服用避孕药的同时还抽烟，则罹患严重的心血管病的可能性及危险性和年龄及烟量成正比。所以服用避孕药的妇女最好不要抽烟。口服避孕药和下列的病症有关联：血管栓塞、中风、心肌梗死、肺病、视力障碍及高血压。

使用避孕环最严重的并发症是丧失生育能力。新英格兰医学杂志建议尚未生育的妇女，除非已经决定永远不要小孩，否则不要使用子宫避孕环。已育的妇女，如果她们不想再生育，可是又不愿意做结扎手术，可以使用避孕环。由此可见，避孕环的危险性有多高。

子宫帽和阴道杀精剂（包括泡沫、膏、油、塞剂和泡沫药片等）都具有隐患，因为子宫帽和化学性杀精剂必须同时使用才能起到作用。有人因为使用这些避孕方法，不仅没能成功避孕，还怀上了畸形儿或导致流产。为什么杀精剂会导致畸形儿呢？其实杀精剂并不一定能杀死精子，有时候受伤的精子还是会与卵细胞结合，从而形成不健康的胎儿。

避孕海绵具有另外一种危险性。世界卫生组织所做的研究发现，老鼠如果被放进聚氨基甲酸乙酯制作海绵，得癌症的比例很高，而避孕海绵所用的就是这种有致癌性的海绵。

防治策略

（1）使用避孕套

避孕套是目前最安全的避孕方法，唯一的问题是它所用的材料是橡胶，可能引起过敏反应。避孕套还有另外一个好处，它们除可以避孕之外，还可以降低感染传染性性病（包括淋病及艾滋病）的可能性。一般人反对使用避孕套的主要原因是因为使用避孕套的感觉与不使用避孕套有所差别。最好的办法是夫妻之间彼此合作，只有在必要时才戴避孕套。如果配合自然，同样可以享受到这种方法的好处。

（2）自然节育方法

很多现代夫妇都选择安全期避孕法，这个方法既安全又不会有不良反应。这个方法是以观察阴道分泌物和体温来确定排卵期，从而确定做爱的时间。利用这个方法，可以感觉到心情、皮肤以及体重上细微的变化。根据这些变化可以判断自己所处的时期。在月经期间及排卵期间（大约是月经后的两周），不能有性行为。这种方法虽然很有效，可是需要耐心及毅力。有些夫妇觉得老是要等安全期很不耐烦，最好的方法是，注意自己身体的变化，找出自身的规律，一旦获得方法则一点也不费事，"安全期"的日子里可尽情享受。在排卵前及排卵的日子则使用避孕套。如果为了安全起见，排卵期前后几天不要有性行为，你应该知道，因为即便是避孕套也有失灵的时候。

儿童不要玩香水

香水及剃须膏的标签至少应该标示"不要让儿童接触"，可是许多产品并没有这种标示。这些产品一般都含有很高的酒精成分，所以只要误食1茶匙，儿童就会中毒。中毒所造成的结果是血糖降低，导致昏迷不醒直至死亡。只要1茶匙，儿童可能就会丧命，这或许是我们没想到的，因此，在使用香水及剃须膏时必须要十分小心，以免产生对家人（尤其是儿童）的伤害。

虽然没有科学研究报告说明使用有香味的产品对人类健康有影响，可我们都知道它们中的许多成分，大都会引起过敏反应，如从中度到严重程度的皮肤发炎，而香料也是引起头痛及恶心的原因之一。很多人都会有类似的经验，如果站在一个香味很浓的人旁边，就会觉得恶心、不舒服。

香水及剃须膏的标签很不完整，很多制造香水及剃须膏时所使用的化学物质都没有列出来。这样就降低了消费者对香水及剃须膏毒性的认识，除了人工香料及酒精之外，它们还可能含有甲醛、酚、三氯乙烯（无色液体）和甲酚，这些都是有毒的溶剂。因此香水和剃须膏也是具有一定危险性的日用产品，使用时应该注意。

防治策略

（1）使用天然香精油

对很多人来说，香味是表现个人风格不可缺少的一部分，而使用无毒而又迷人的香水并非是不可能的事。也可以使用香精油。香精油可到大型超市去买，购买香精油时须注意它是不是从天然资源里提炼出来的。

天然香精油都是从植物里提炼出来的，所以它的香料应该是植物本身的香料。譬如说，天然的柠檬香油应该是用柠檬的某一部分提炼的。人工香精油虽然也是来自植物，可是它的味道并不是植物原有的香味。人工柠檬香精油很可能和柠檬毫无关系，而是来自老鹳属植物，至于人造香精油，又称香水香精油，根本就是石化产品，这就是形容香精油的名词会使人混淆的原因。

（2）使用稀释产品防止刺激皮肤

香精油随着本身的稀释度的不同在标签上也有不同的标示。上面如果注明真实、绝对，表示是纯香精油；注明蒸馏品、酊剂，是指经过谷类酒精稀释过的；而调配精油则含有塑化剂。香精油气味非常强烈，使用时一定要小心。它们很容易刺激皮肤，所以香精油一定要稀释过才能使用，而且绝对不能用在黏膜部位。使用之前先把几滴香精油滴在 28 克的植物油或是伏特加酒里加以稀释，然后加入蒸馏水充分搅匀后方可使用。和任何的香水一样，香精油应该放在儿童够不到的地方，因为香精油会刺激皮肤，所以儿童如果不小心弄到皮肤上会刺激皮肤。

自制止汗剂和除臭剂

商场里的止汗剂里可能含有喷雾液体燃料、碱、酒精、甲醛和香料等成分，其中最主要的有害活性成分就是用来止汗的氯氢氧化铝。它能使腋下的毛囊感染，引起皮肤发炎，情况严重时必须就医。同时我们也怀疑，止汗剂里的铝会不会使人体内的铝含量增高。铝含量增高会影响人的中枢神经，引发各种脑部病变，包括老年痴呆症。

用喷雾式的含铝产品同样也令人担心。喷雾方法使铝变成气体，很容易吸进体内积存在肺里。因为喷雾式止汗剂对人体健康的影响是很明确的,所以美国食品药物管理局批准这种产品时有一些附带的安全条件。

非止汗的除臭剂则可能含有能杀菌的有害物质,如果经由皮肤吸收,会伤害肝功能。止汗剂和除臭剂的销售记录不好的原因就是对人体健康构成的威胁。现在已被食品药物管理局禁止使用,有的厂商也自动停止生产。

防治策略

效果最好的止汗剂是小苏打,它不含任何添加成分。洗澡之后擦干身体,用指尖沾一点小苏打拍在腋下,皮肤会有点潮,可是并不湿。如果觉得会摩擦皮肤,可以混在玉米淀粉或白泥土里使用。

浴液的安全隐患

浴液基本上只含有清洁剂及人工香料,可还是有很多消费者投诉,埋怨因为使用洗浴液而使皮肤长疹子、发炎,同时尿道、膀胱和肾也受到不同程度的感染。

防治策略

我们泡澡是为了消除疲劳,而不是为了被伤害。为了保证安全,我们可以不使用浴液,采用自己配制的安全的浴液来洗个舒服的澡。有很多有益的成分可以加在洗澡水里。建议如下:1/2 杯或是多一点的小苏打(对被太阳晒伤或是长疹子的皮肤尤其好),1 杯硫酸镁,1/2 加仑的全脂或脱脂牛奶或是酸奶,几个柠檬、莱姆、柳丁或是葡萄柚切片榨汁,5 ~ 10 片薄荷叶、春黄菊,或是香草茶袋,浸在热水中约 5 分钟,然后再倒入洗澡水中。

如果要尝试异国风味,还可以往洗澡水中加磨碎或压碎的香料(丁香、小豆蔻子、牙买加胡椒、肉豆蔻、肉桂或姜)、香槟、白酒、波特酒、雪莉酒或其他含酒精的饮料。如果喜欢洗澡的时候有泡沫,可以打开水龙头一面放热水,一面加半杯到 1 杯的偏磷酸钠(一种天然的矿物粉)。偏磷酸钠是一般洗澡用品里常有的活性成分,它会使水变得又软又滑。至于用量多少要依水质而定,加得越多,泡沫也越多。可以用手在水里搅动使它溶化,然后在靠近水龙头的地方加入液体肥皂,一次加几汤匙就可以。洗澡水里就会有很多泡沫了。如果要有香味,可以使用天然香皂,或往洗澡水中加几片柠檬、几滴香精油、晒干或是新鲜的香草及花瓣。

普通香皂对新生婴儿的危害

目前很难判断香皂究竟含有哪些成分。香皂中基本含有碱、甲醛或酚,可能还含有人工香料。使用香皂的用途是要杀死使身体有味道的细菌。虽然目前尚无法证明它是有毒的化学物质,可是研究人员对每天使用香皂对身体健康的影响持保留的态度,另外,甲酚混合物还有致癌的嫌疑。研究人员同时也警告说,6个月以下的婴儿不得使用香皂。

甲酚混合物是否安全并不是唯一的问题,虽然它的杀菌功效不容置疑,可是细菌数量减少和身体异味减轻之间并无明显的关联,也就是说使用香皂并不能减少身体异味。

防治策略

(1)用小苏打除味

要消除身上的异味最好的方法是每天用肥皂及热水洗澡。此外在腋下擦一点小苏打也可以消除一天下来所累积的味道。

(2)纯的肥皂最好

选择你所能找到的最纯的肥皂,最好是没有香料也没有颜色的。有些人认为肥皂对皮肤而言太干了,的确如此。可是还有很多肥皂是用天然物质做的,例如甘油、橄榄油,或是动物脂肪。这些物质都会使皮肤避免干燥,还会使皮肤细腻润滑。也可以在大型超市、药店、沐浴用品店买到各种自己喜欢的天然肥皂。

口红和睫毛膏对人体都有害

口红是化妆品中最具毒性的。口红可能含有能使动物致癌的物质,例如:PVP、糖精、矿物油和人工色素。虽然科学尚未证明这些物质也能使人类致癌,可是我们知道几乎所有能使动物致癌的物质也会使人类致癌。所以我们认为,口红有毒是合乎逻辑的。口红含有人工香料,它会使嘴唇非常干燥。和其他的化妆品不一样的是,口红对人类健康的危害性是双重的。除了经由皮肤吸收之外,妇女每天在说话、舔嘴唇、喝水、吃东西时都会吃进一些口红。每天接触这些化学物质,长期累积下来的后果是很值得担忧的。

仅次于口红毒性的有毒化妆品是睫毛膏。它可能含有甲醛、乙醇和各种塑胶树脂,这些物质都具有一定的危害性。睫毛膏最大的问题是会刺激眼睛,使眼睛红肿、受伤。

眼影、粉状腮红和粉饼中的有毒成分是滑石粉。而滑石粉常常混有致癌的石棉,所以我们在使用这些化妆品时,很可能吸进它们散发在空气里的石棉,从而直接受到影响。为了增加化妆品的吸引力,许多化妆品都含有人工香料。而人工香料是化妆品使人产生过敏症状最普遍的原因之一。此外很多液状粉底含有矿物油,在前面已经谈过矿物油有致癌的嫌疑,这点也不能忽视。

防治策略

(1)使用比较天然的化妆品

尽管一般的化妆品中含有不少有毒成分,但市面上还是有一些化妆品品牌是属于比较天然的化妆品,而且因为客户的需求,品牌在日益增多。如果在大型超市里买不到天然化妆品,还可以邮购。大部分的天然化妆品还是会带有一点人工色素,所以买的时候应该先仔细看一下标签,有的使用的是天然色素,但不太容易找,也可以邮购。如果对化妆品的要求不是很高,但是最低限度,也应该用没有味道的抗过敏化妆品。

(2)有色泥土做的化妆品较好

大部分大型超市里都有有色泥土卖,因此,轻易就可以买到有色泥土。除非要照相或是上电视,通常都不要擦粉底。用刷子在两颊上刷一点玫瑰色的化妆泥土,在眼睛周围涂一点灰色、蓝色或是棕色泥土,睫毛上涂上所能找到的最不具毒性的睫毛膏,然后在嘴唇上涂一点天然的亮光唇膏。这种方法可使天然的色泽增加自然的风采。也可以用无色唇膏代替口红,把它擦在有色化妆泥土或是沾了草莓汁的嘴唇上,一样能起到口红的作用。

人造纤维服装有害健康

没有毒素的衣橱应该是摆满了凉爽的棉质衬衫、温暖的羊毛夹克、柔软的丝质洋装、挺括的麻布衬衫、昂贵的开司米羊毛衣，长丝袜、棉袜、棉质或是丝质的内衣。至于床单，可以选柔软的高级棉纱、温暖的绒布、性感的丝，或是高贵的进口麻。如果衣柜附近又摆放有好闻的薰衣草或是杉木，有了它们，蛀虫绝不会跑进来。

听起来这些衣物好像很昂贵的样子，其实不一定。随着科学技术的发展，天然纤维越来越普通，虽然一张开司米羊毛毯是蛮贵的，可是仍然可以用合理的价钱买到由天然纤维制成的产品。也许您的衣橱里已经有一些天然纤维的衣服了，不妨稍微整理一下，把天然纤维和人工纤维的衣服分开，然后尽量穿天然纤维的。下次上街买衣服时，也要尽可能挑选天然纤维做的产品。比纤维本身还更值得我们担心的是衣服制作的过程，以及我们处理衣服的化学品。还好，在这两方面都有安全的补救方法。

一个"化学衣橱"里放的衣服或是床单是用三种最普遍人造纤维——尼龙、脂质体和亚克力做的，虽然这些人造纤维外观看起来和它们想模仿的天然纤维有点像，其实它们只是用石化品所做出来的非常柔软的热塑胶材料而已，并没有天然纤维那样的安全舒适。很少人研究穿塑胶纤维会不会中毒。可是，它们终究是塑胶，而且天气变暖时穿在身上，还会发出塑胶雾气。很多人穿了塑胶纤维做的衣服，发现皮肤受到了刺激，但还不至于危害生命。

人造纤维不理想的另一个实际原因是，它们穿起来一点也不舒服。人造纤维不太吸汗，天暖的时候穿，会觉得全身又热又黏又湿。冬天穿也不理想，因为它们不太保暖。塑胶纤维也不容易维护，它们很容易吸收人体皮肤上的油脂。如果不小心沾到油，只有用特别为人造纤维设计的洗洁精才能洗掉。而静电更是只有穿着人造纤维才会产生的，这是因为人造纤维和身体摩擦会产生静电。为了解决这个问题，就必须用柔顺剂或是喷雾式的除静电剂，这样一来就会接触到更多的化学物质。以上种种也都说明了不推荐使用人工纤维制成的衣服的另外一个原因是：使用时很不方便，为了穿一件衣服,除了要买专门的洗洁精清洗,还要接触很多化学物质,谁会喜欢这样呢?

防治策略

很多人选择天然纤维纯粹是因为它们比较舒服,而且看起来比较跟得上时代潮流。棉布的种类很多,重量和质地也大不相同,从做裙衬的硬毛布到帆布都有。从亚麻树上所采的亚麻纤维尤其天然,因为它们通常都保留原色或是经过漂白,而不会被拿去染色。蚕丝有的很柔软,有的上面有结子。羊毛的重量和天然色泽也不相同,它们可能来自绵羊、美洲驼、羊驼、兔子、牦牛、克什米尔山羊和骆驼。天然纤维冬暖夏凉,而且制造过程中很少用到化学物质,因此比较安全。美国在 1960 年通过一项纺织品纤维认定法案,规定所有的纺织品必须在标签上注明所含纤维的名称。只要仔细阅读标签,就一定可以找到用天然纤维做的产品。

❧ 第四节 ❧
家庭办公用品的危害

几乎每一个现代家庭都会有一个办公的空间。为什么呢？也许是因为需要在家里做一点生意，也许是因为在办公室里做不完的事会在下班后或周末带回家做。可能家中的办公室只是一张书桌，在这里整理账单，或是安排行程。然而，不论大小，每一个家庭办公室多少都会有几样有害的东西。这些东西有的应该丢掉不用，有的可以稍做调整，使它们不会危害我们的健康。

长时间使用电脑害处多

也许你曾经在报纸或新闻节目中看到过有关电脑的报道，说它们可能会造成白内障或畸形儿，可是这些报道都不甚明确。而现在几乎所有的家庭都拥有家用电脑。电脑危险性也变成了热门话题，要衡量使用电脑的危险性，必须先了解一点，我们手上掌握的资料大部分都只谈到办公室里的电脑，很少谈到家用电脑。从事电脑工作的人，因为长年累月面对显示器，产生了许多不良症状：眼睛疲倦、视线模糊、脸上长疹子、头痛、易怒、紧张、脖子僵硬、腰酸背痛。可是有些在家里使用电脑的人也面临着同样的问题。其实，有关电脑对健康影响的研究大都是不完整或互相矛盾的。它们不但没有回答我们的问题，反而让我们产生更多的疑问，因此重新对电脑的使用影响进行系统研究已迫在眉睫。

防治策略

（1）强光不要直射

屏幕灯光应尽量控制,间接及扩散的光线是最理想的光源。而不要让太阳光或是灯泡直接照在屏幕上。如果需要亮一点的光线才能看清要录入的资料,可以自己装一个工作灯,直接照在资料上,而不要照在屏幕上。灯光的对比要适中,只要眼睛舒服,能看得清楚就好了;灯光的对比低,眼睛承受的压力小,或许就可以工作长一点时间。

(2)屏幕和键盘要稍低

所用的电脑桌必须能够调整屏幕及键盘的高度来配合坐姿。以最舒服的姿势坐下来,并把屏幕调在比水平视线稍微低一点的高度。至于键盘的高度,以最正确的姿势坐好之后,两手伸出,手背以直角向前弯曲,如果你的双手可以很自然、很舒服地落在键盘上,那么这个高度就是正确的。只有坐姿正确才能感觉不累,才能延长连续工作的时间。

(3)在计算机前不可连续工作超过5小时

为了避免腰酸背痛,必须经常起来走动。长时间坐着不动会使血液循环减慢,影响肌肉状态,造成疲乏。所以最好是每隔90分钟起来休息一下,四处走走,做做伸展运动。如果可能的话,做一点别的工作,再回到电脑上。这样才是科学地使用电脑。欧洲有几个国家考虑要立法规定在电脑前工作不能超过4~5小时。

小心使用涂改液

涂改液含有甲酚、乙醇、三氯乙烯(无色液体,有异臭)、萘等,这些物质都是有害的化学物质,如果大量吸进人体,可能会致命。有的涂改液厂家在产品上标示"警告:蓄意加重浓度并吸食会造成伤害或致命。如果按照标签上的指示使用,则不会燃烧,也不会有害"。可有的产品没有任何标示,仅标有:"如果依指示使用不会有害。"其实,涂改液必须在通风良好的地方才能使用,而且不能直接吸入它的气体。另外,家里不应该放置涂改液,原因是儿童可能会因为好奇误食涂改液而造成不良后果。

防治策略

(1)水基性的涂改液比较好

大部分的文具店里都有水基性的涂改液。这种东西本来是用来更正副本的,如果拿来修正原稿也是有效的。涂第一次时可能有点透明,等干了之后再涂一次就可以盖掉原来的错误了。如果打印的是原稿,印完之后还要送去复印,而此时又发现稿中有错误,那么,可以用黏性的更正带,把整行或整段的错误贴上更正带再重新打印。

(2)胶带也能修正文件

将需要修改的文件用透明胶带粘住,轻轻小心撕下,错字就会跟着被粘下,如果粘得不干净,可重复进行。但应根据纸张的薄厚,注意防止纸被撕透。

提防胶水或不干胶挥发的毒素

所有粘胶都含有挥发性的化学物质,如萘、酚、氯乙烯、乙醇、甲醛、丙烯腈和环氧树脂等是其中较常见的几种。这些物质都会挥发出有毒的气体,吸食它们不会致死,可是这些成分有的有致癌嫌疑,有的会引起基因突变。

这些产品还有另外一个危险性。在它们的成分里面,有几种是很容易被皮肤吸收的物质,例如酚。也许我们接触这些东西的量不大,但是却不能低估它们的危险性。酚具有很强的侵蚀力,碰到皮肤时会杀死皮肤组织,使表皮变白,表皮内部因为血管破裂而变红,严重时有致命的危险。所以所有的这一类物质都应标注"高度易燃,气体有毒。吞食会伤害身体,甚至致命。刺激皮肤及眼睛,不要让儿童接触""小心:不要在靠近火焰的地方使用。不要吸进它的气体。应在通风良好的地方使用。置于儿童够不到的地方"等相关标签,这些其实都是起码的要求。

防治策略

(1)使用白胶或黄胶无毒

市面上最安全的胶是白胶以及黄色的木头胶,大部分的商店都有白胶和黄胶。白胶可以粘纸、布、木头、陶器,以及大部分多孔及半多孔的材料,它干得很快,很干净,而且"没有毒"(根据美国联邦有害物质法案的定义)。这种胶还有一些意想不到的用处,例如用来贴硬木地板。所以需要用胶的时候要先考虑白胶或黄胶。首先是因为它们的性能效果好,其次是因为它们没有毒,不会对人体造成伤害。

(2)用量大时可自做糨糊

既然白胶这么好用,也就不值得花力气自己做胶了。不过,如果喜欢自己动手而且想尝试做新的东西,并且一次性用量很大时,可以自己做糨糊。下面是一个很简单的做糨糊的方法:把3汤匙的玉米淀粉和4汤匙的冷水搅拌成糊。把2杯水煮开之后加进去,继续搅拌直到糨糊变成透明为止,冷却之后就可以使用了。如果要黏的东西非得用有毒的胶才粘得住,那么记得要在通风良好的地方粘(最好是户外),而且要戴上口罩及手套。只要胶完全干了就没事了,在粘的时候一定要注意保护自己。因为胶未干时会挥发出一些毒性气体,吸食这些气体会危害人体健康,所以要戴上口罩及手套。

有毒家用产品处理及防治措施

当深信某些家用产品是有毒时,你一定会恨不得马上丢掉这些有毒物品,从此让它们消失得无影无踪,改用一些无毒无害的绿色替代品。可是一旦这么做了,将立刻面临一个尴尬的困境:如何来处理这些有毒物品才是妥当的呢？如果我们随便丢掉它们,就等于制造了有毒废弃物,这也是一种道德上的犯罪呀！例如,如果我们把一瓶用了一半的杀虫剂随意丢到垃圾桶里,它有可能被送到垃圾场去,杀虫剂可能会悄悄地流入我们的水源里,喷洒在我们的农田上,最后受伤害的不正是我们自己吗？

据调查,我们每年要扔掉约400万吨的有毒废弃物。该如何处理这些有毒的家用产品已经变成一个相当严峻的问题了！如果家中的有毒物品需要处置,就应该打电话给地方环保单位,向他们请教正确处理的方法。在美国,把有毒物品随同家庭垃圾一同丢弃是违法的,是要受到法律制裁的,虽然在中国没有如此的明文规定,但我们已经加入WTO,已逐渐与世界的规则接轨,接受国际惯例,这就需要我们彻底了解如何正确处理有毒物品的方法。我们的初衷是希望能停止使用这些有毒物品,可是如果必须使用,至少应该采取一些防治措施来防止意外中毒事件的发生。

防治策略

（1）物品应该放在原装的罐子里

意外中毒事件之所以会发生,常常是因为把有毒物品装在原来用以盛放食物或是汽水、可乐的容器里,使这些"隐形杀手"名正言顺地变成了安全可食用的或可使用的家庭用品。而把有毒物品存放在原来的罐子里,在发生意外时,能够立刻参照标签上的指示,采取急救措施,而且可以避免相似物品的混淆。

（2）产品使用量不要超过标签上的规定

若使用过量,不仅不会加强效果,反而会造成不必要的伤害。

（3）容器必须紧密

容器必须紧密,以免不小心碰倒时,容器里的物品(可能是有毒的)漏出造成意想不到的后果,若是易扩散的气体,则应依据其性质,采取不同的措施,如氯气需要用棕色试剂瓶,而溴水需要密封等。

（4）将有毒物品放在通风处

如果是有毒且易挥发的药品,应在空气流通性好的地方(例如户外)使用,以免引起气体积聚,因吸入过量而引起中毒。

（5）不要把不同的化学药品混在一起使用

有些化学药品,如氯化漂白剂,如果混在一起会产生有毒气体。如果没有专业知识,是不会了解这种可怕的东西就是这样产生的,而且极有可能在不知不觉中发生危险。

（6）严格执行标示

如果标签上有要求采取保护措施的规定,就要严格执行。

（7）不要过量购买

对于平常很少用的物品,只买所需的量即可,而且要尽快用完。用剩的最好以正确的方法处理掉,切勿随意扔掉。

（8）使用后,一定要小心地清理现场

对于暴露于空气中的物品要立刻清洗掉,用来擦拭的抹布也要按正确的方法处理好,以免造成二次污染。

（9）妥善放置危险品

　　危险物品一定要放在儿童或老人接触不到的地方,如家中的面碱一定要放在高处。

家庭中毒急救常识

　　如果都能遵照书中的指导操作,一般是不会中毒的,自然也无须知道如何处理中毒事件。但是,如果家中存有有毒物品,仍需要学习一些急救方法。

　　(1)吸入毒气后的急救方法

　　应立刻把中毒者小心移至户外,避免其再吸入毒气。打开所有的门窗,让空气流通,如果中毒者停止呼吸,应立刻采取人工呼吸。如果是家中煤气泄漏,切勿使用电源,以免产生火花引起煤气爆炸。

　　(2)皮肤上沾到有毒物质后的急救方法

　　脱掉沾有有毒物质的衣服,用清水冲洗皮肤约10分钟,再用肥皂及清水轻轻擦洗,若受伤程度比较严重,应立刻拨打急救电话,等待急救人员的到来。

　　(3)眼睛沾到有毒物质后的急救方法

　　用瓶子装水,从10厘米的高度缓缓地冲洗眼睛,切勿急躁,连续冲约15分钟。冲洗时,要尽量眨眼睛,但不要强行拉开眼皮。

　　(4)吞下毒物后的急救方法

　　除非患者昏迷不醒、抽搐,或是无法吃食物,否则立刻喝牛奶或其他奶制品来解毒。同时打急救电话,请教是否应该强迫患者呕吐。如果家中有儿童,要为每个儿童准备一瓶呕吐糖浆,随时备用,但在使用之前,要先请教医生,了解使用的方法,如果家里不得不存放有毒化学药品时,则应该把求救电话号码放在电话旁边。平时不但要教孩子如何打电话求救,而且还要告诉他们这么做的原因。

❧ 第五节 ❧
远离毒害、清理居室卫生指南

　　保持生活环境卫生,尤其是厨房和浴室是很重要的。屋子里有人住,就要创造良好舒适的环境。干净卫生的环境是拥有健康家庭生活的先决条件和保障,因为良好的家庭环境给人一种舒适的感觉,使人身心舒畅。

　　处理好家庭琐事的方法就是创造一个能事半功倍的家庭环境,而且要有处理的能力,不要因为安排做不到的事情而种下混乱的根源。这样就可以为整理好家庭节省出大量的精力。有很多方法可以节省整理家务的时间,如为每样东西安排好适当的位置,这样不但方便保管和寻找,而且也易于清扫和整理。

清理厨房和浴室中的毒素

　　厨房是家庭中最需要彻底清理的地方,因为它比室内的其他地方更容易潜藏细菌和病毒,是"隐形杀手"最强大的阵地。它所提供的潮湿、温热、有机物丰富的环境,是细菌和病毒生存的温床。所以,保持厨房里面所有物件一尘不染而且无菌无毒是十分重要的。这需要从平时做起,而且严格按照各种要求去做。为了发挥最大功效,尽快杀死各种"隐形杀手"并达到合乎卫生的标准,厨房的设备应定期清理,不要让尘埃堆积起来,尤其是炉子后面、食品架子、橱柜等,否则它会使以后的处理工作变得很困难,不能彻底清除干净。电炉或煤气灶应经常用钢丝刷来擦洗,这样表面才会光洁无瑕,就不会有沙砾或碎屑黏附在上面。锅底的残垢是"隐形杀手"生存繁衍的一块根据地,而且锅底的残垢也影响热量的顺利传送,影响到其效率的充分发挥。非常脏的灶架可以用旧牙刷蘸上洗涤剂来清理,静候一两个小时,然后用温水洗净即可。清理时应戴手套,以防洗涤剂腐蚀手。以醋取代洗涤剂来清理炉具,则更加环保。

截至目前,使用微波炉到底是否安全尚无定论。即使微波炉的工作一切正常,它还是会发出微波的。经常接触微波的人会有很多不适的症状:头痛、疲倦、易怒、睡不安稳、虚弱、感染滤过性病毒的概率增大、心跳频率减慢、脑电波图改变、甲状腺功能亢进等,也有人担心微波可能造成畸形儿,或有致癌的可能性。

难道要我们恢复传统的方式用烤箱或炉子做饭,回到以前的原始生活中去吗?微波炉的优势就在于使用方便。正因为此,不必放弃它。建议使用微波炉的时候,为了安全起见,应该与微波炉保持距离(越远越好),而且要尽量减少与其接触的时间。同时,也要小心地维护,以防止微波外漏。应该经常留意炉门能不能关紧,枢纽、门闩、表面密封处等有没有损坏。不要让食物残渣在门缝附近长期地累积。每隔一段时间拿到微波炉维修店里去测试一下,看看有无外漏的情况发生,这很重要。

如果微波炉具有自动清洁功能,或侧边是活动的、可以分开的炉子,那么依照厂商的指示来清理。

微波炉的玻璃门可以用菜瓜瓤蘸苏打水轻轻地擦拭,建议不要使用具有腐蚀性的强力清洁剂。微波炉每次用过后,都要用湿布擦拭其内部,并用泡沫式清洁剂清理外面。当然,卫生死角也可能产生细菌病毒,最好的办法是用一碗热水,加几滴柠檬,放入炉中,加温使其沸腾,直到炉内充满蒸汽。然后用湿布擦拭微波炉内的卫生死角。炉架用完待其冷却后,拆下可以移动的部分。在洗涤槽内用热水及洗涤剂清洗,用丝瓜瓤或软布轻轻地擦除炉具里里外外的油脂顽垢及烧焦的食物渣。不要用刀子刮其表面,即使是钝的小刀,因为有刃的东西会造成表面的刮痕,影响热量的扩散,从而影响其功效。

排气扇及抽油烟机一定存在可怕的、数量巨大的"隐形杀手"。很显然,我们不愿意"动"它,因为它实在是太"脏"了。但是,就因为如此,家中的"隐形杀手"才迟迟不能彻底根除。所以最好隔一段时间就清洗一次,更换油网。长期不清洗会着火,发生火灾。清洗时先关闭开关,拔下插头,切断电源,然后卸下外罩,在加了清洁剂的温水中洗涤。用湿布擦拭扇叶,切记不要把扇叶弄得湿淋淋的。最后把各个零件擦干,然后重新组装。

使用煤炭的烤炉,在工作的状态下,其本身是很干净的,因为"隐形杀手"不可能在如此高的温度下存活,但其热度也为附近的附着物"隐形杀手"提供了适宜的生存环境,所以一定要清理烤炉的附近器具,并保持干燥和洁净。

冰箱实用、经济,是家庭中较为理想的食品中转站,是家庭、单位最大的食品库存中心。殊不知,冰箱恰恰也是家庭里"隐形杀手"的集散地和前沿阵地。冰箱内的病毒、细菌种类之多不胜枚举。多数病毒、细菌进入冰箱后虽然不再繁殖或减少活性,但并不能被冰箱彻底杀死,认为将食品放入冰箱就可以"安全"地保存起来的想法是非常可怕的。因此,冰箱一定要定期清洗和除霜,不是全自动的冰箱应每一两周除霜一次,冷冻室至少应该每年清理一次。即使是全自动除霜的冰箱也该经常护理,否则冰箱功效会降低。除霜时要卸下所有的可移动的托盘、抽屉及架子,在有清洁剂的温水溶液中洗涤,或用泡过小苏打水的抹布擦洗,但不要使用会产生磨损或剥蚀的清洁剂。以洗洁剂的溶液擦拭外壳,较合乎环保的方法是使用醋和水。关掉电源后,用附属于吸尘器的刷子清理冰箱的后面。装满焦炭的袋子可以吸收消除冰箱内的异味。在冰箱内放置一杯小苏打水,也可起到除异味的良好效果。焦炭或小苏打水应每半年更换一次,或冰箱再次产生异味时就应及时更换。不要把任何电器零件浸在水里。如果要暂时离开家或打算关掉电源的话,请把所有食物拿出来,将内部擦干净,然后打开冰箱门,否则整个冰箱内部会同食物一起腐烂、发霉、变臭。

如果冷柜的门一直是关紧的,并且尽量减少使用次数,那么冰柜只需要1年除霜1次就够了。选择一个低库存的时间来清理比较不费事。无论如何,当霜累积到0.5厘米时,就应当除霜。切断电源,把结冰的食物拿走。将食物用几层旧报纸包裹以后,在冰柜周围铺上地毯或褥垫。要注意排水孔不要被阻塞,在冰柜下放一个容器或盘子以承接溶化的冰水。如果要加快除霜速度,放一盘热水在冷冻库内。不要为了加快速度而使用锐利的工具来刮掉冰块。用蘸有小苏打水的抹布擦拭冰柜内部,能有效除菌消毒,再以干布擦拭。打开电源,将食物放回去。用温水加清洁液擦拭冰柜外部。洗涤槽每次用过后用去污粉或清洁剂洗干净。有经验的话就会发现用洗碗用的丝瓜瓤比用抹布来得方便,擦得干净。用一把小牙刷或清洗瓶子的长刷子来疏通水槽的排水孔,以保持水槽排水孔的畅通无阻。要时常在排水中放一把晶状的洗涤碱,并倒上一壶热开水,这样便可以保持"S"形弯管的洁净和畅通。用柠檬片擦拭水龙头,搁置几分钟后擦干,可以去除锈垢。

在开始清理梳理台之前,要先把台上所有的东西都挪走,以免清理时碍手碍脚。每次用过准备食物的区域都得擦拭,以防细菌从已受污染的食物(例如生肉)传播到未受污染的食物上,这样可以切断传播的途径。未经过上蜡处理的木质梳理台,用柚木油或亚麻油擦拭。烫到的痕迹用亚麻子油掺入等量的洗涤液来擦洗,或以柠檬汁或木器专用的漂白剂来擦拭。石板工作台用浸过牛奶的抹布擦拭,这可以使无光泽的表面重新焕发出光彩。大理石工作台则经常用浸过软性洗洁剂的抹布擦洗,或以柠檬汁或醋快速地擦过。由于大理石能渗水,所以不要让水或其他的液体残留在上面,以免造成大理石的疏松损坏。陶制台面只需要以湿抹布或柠檬汁擦洗即可。

如果和食物接触的烹饪器皿表面是用铜或铝制的,这种烹饪器皿是不能使用的。因为用铝制的器皿烹调,食物会和铝相互作用而产生铝盐。铝盐会造成脑部疾病,例如阿尔滋海默氏病、行为异常、记忆力衰退以及视觉和运动神经的不协调等。英国曾有一个研究报告指出,用铝制器皿煮食会造成消化不良、胃痛、疝痛、疝气、便秘和头痛。

不锈钢厨具也有坏处。只要被去污粉或钢刷擦伤过,少量但有剧毒的金属,例如铬或镍就会不断地浸到食物里。如果清洗的时候只用水轻轻地擦洗,而不用污粉刷,对器皿本身是不会有害的。

清理方法

(1)不粘锅

玻璃、铸铁、外表面搪瓷的铸铁、不锈钢或是陶土都可以。用这些材料做的厨房用具在大部分超市里都有卖。如果想要不粘锅,可以在新的铸铁锅里倒一层油,放在煤气灶上用小火烤1小时。然后拿起来把剩下的油擦掉,锅底会留下很厚的一层油。以后每用一次,锅底便会更光滑,成为名副其实的不粘锅。为了维护这层油膜,每次用过之后,可以用干净的布把锅擦干净,锅的下面可以用盐擦。同时,为了避免粘锅,应该先把锅预热,然后再倒入油,再把菜倒进热油里。如果恰好在节食,不愿意多吃油,可以先在锅底涂一层薄薄的液状卵磷脂。卵磷脂是不粘锅喷雾剂里的有效成分,卵磷脂可以在大型超市里买到。烤东西时,可以在烤盘上铺一层油纸(厨具店里有卖),这样做既不粘盘子,又极易清理。

(2)橱柜

橱柜及食物储存柜,1个月清除1次。陶器和玻璃的橱柜也许1年只需要清洁1次,但即使这样也可保持橱柜及储藏柜的清洁。把架上所有的东西移开,先用洗洁液彻底清洗其内部,尤其是角落,特别注意要把碎屑仔细清除,敞开柜门,直到表面晾干。把用完的瓶瓶罐罐全部丢掉以节省空间,同时也清理病菌栖息的场所。用温的洗洁液擦拭所有的罐子及瓶子,晾干后放回厨柜内。很长时间未曾使用的陶瓷和玻璃一定要洗一洗。

(3)各种小型电器

在清理各种小型电器之前,要关闭该电器用具的电源,不要把电器零件浸泡在水里。经常用湿抹布擦拭厨房内各种电器设备的外壳。铬钢可用浸过小苏打水的湿抹布擦干净,但不要用钢丝绒和有腐蚀性的去污粉,这样做会损坏电器设备的外壳。料理食物时所用的设备,用过后要及时清理。锐利的刀、圆盘状搅拌器、食物的加工制造器可以放在工作台上或泡在小桶内,直到有时间时再清洗。清洗时要在流动的水下用刷子逐件清洗。用牙刷清除搅拌机座的油渍。把烤面包机翻转过来,轻轻拍打倒出里面的面包屑。茶壶内的茶垢可以依厂商的指示,用除垢剂处理,或者倒适量的醋,以盖过该层茶垢为宜,煮沸待冷却后倒掉,清洗干净。使用水壶前,应先将第一壶水煮沸,倒掉后再烧的水才能正式用来泡茶。

(4)碗碟

洗碗碟对每个人来说都是极不愿意干的,因为会弄得双手油乎乎的。但如果能以正确的方法来做,应该是一种享受。首先清理台柜桌面,让沥水板、碗碟架腾出空位来,随时可用。把脏的碗盘、餐具堆积起来,泡在热水中,以便于洗涤,但木头、象牙、木质的把手不要放在水中,以免使木质疏松,缩短使用寿命。在洗碗的盆子内注满热水,加入适量清洁剂,以便于洗涤。物品要分开洗,有把手的玻璃杯要握着柄拿起来洗,这样比较安全,不容易被划伤。洗涤后,把所有的东西放在一盆干净的温水中或水龙头底下反复冲洗。但不要用冷水冲洗,也不要使水温骤然改变,以免玻璃杯或陶瓷器热胀冷缩而破裂。餐具直接放入沥水架内,刀刃锋利面朝下。绝对不要将刀刃留在洗碗碟的水中,以免其他人甚至自己的手因不小心伸进水中而受到伤害。将物品小心、稳固地堆放在沥水架上,用干净的干毛巾擦干并擦亮。等碗碟晾干了之后,应立即收好,以免再次受到其他的污染。沥水台及洗涤槽要擦拭干净。

碗碟上有烧焦的食物残渣,可以泡在水里较长一段时间,待其变软后再清洗。在沥水台上安装餐具架,作为永久放餐具的地方,洗过后的餐具就放置在上面,不必再擦干,让餐具及陶瓷器自然晾干。这么做也比较卫生,以免擦干时受到二次污染。利用净盆洗碗碟,不必在洗涤槽内注满水,以节省用水。除非你住在硬水区,否则不必用洗洁剂。即使是用硬水,洗洁剂的使用量也要极少,以防发生化学反应产生沉淀水垢。在软水区,只用热水就够了。洗碗时不要开着水龙头,让热水一直流,那就太浪费了,可用另一只净盆装干净的水。夏天时,把洗刷的水留下来,可灌溉花草。这岂不是一物二用,一举两得的美事吗?

(5)厕所

用厕所专用的刷子和去污粉,每天刷洗抽水马桶的内部。清洁时,注意不要使污水溢出边缘,不要同时使用2种去污粉——它们混合在一起可能会产生有爆炸性或有毒的气体。每天洗涤马桶的座盖及其周围。污秽的便桶,可以用布缠绕在刷子上来疏通污水。当水分干了后,往马桶内倒入去污粉,静候一两个小时后再开始冲洗。

抽水马桶冲刷过程常会导致受过污染的水四处飞溅,落在门上或墙上,所以常用温和的中性洗洁剂刷洗浴室的地砖、墙面是极重要的。浴室内的设备也该经常用中性的洗洁剂清洗。每次使用过浴室后要立即清洗刷子的手把、脸盆、浴缸及淋浴用具。这样才不会给病菌留下生存的空间,清洗浴室用的刷子,将它在缓缓地水流底下冲洗,待它自然晾干后,放回架上。清洁用品及器具应放在明显、伸手可及的地方,这样才不会在想用的时候胡乱翻找,浪费时间和精力。

(6)浴室的橱柜和医药箱

浴室的橱柜和医药箱需要定期清理,过期的药要及时安全地处理掉。浴巾及踏脚垫至少1周洗涤1次。每次用后把它们悬挂起来,以便晾干。在洗手槽或脸盆内用加有洗洁剂的温水洗刷塑胶垫。用湿抹布拂拭软木的垫子。

清理浴具及洗手台正确的方法是:不要使用有腐蚀性的去污剂或强力浴室清洁剂来擦洗浴具、脸盆及喷头。可用抹布沾上泡沫状去污粉,清理亚克力的浴具及磁制的淋浴设备及脸盆,再以清水彻底洗净。用温和的洗涤剂泡水后,清洗亚克力的浴盆,顽垢可用半片柠檬擦拭。用擦银器粉来擦拭刮痕,必要时以稀释过的漂白水或过氧化氢刷拭,但别让它残留在浴盆上面,要彻底洗净,因为漂白水和过氧化氢具有强氧化性。欲除去锈痕,可用去锈剂或酸性酒石加过氧化氢及一两滴家用氨水的混合物,静候一两个小时后再擦拭,然后用清水洗净。硬水中矿物质所形成的沉淀物应用专门的褪垢剂处理。定期处理排水孔洞内积聚的毛团以防排水孔的堵塞造成危险。

消灭地板和地毯中的细菌

如果能保持地板干净,那么房子整体看上去就会不错,给人一种温馨的感觉。让人不能提起兴趣来打扫的原因,正是由于清理地板的困难,但如果有宾客将于10分钟后抵达,而来不及清理所有的东西但又不得不清扫,只好拿起吸尘器飕飕掠过,房子瞬间就可以改观了。但这只是清扫了表面,若要彻底清理,那就试一试下面的简单易行的方法吧。小规模地经常地打扫,是处理地板和地毯的基本原则。有时也需要更彻底地清扫,例如:洗涤、上蜡或以特别的洗涤剂清洗。

防治策略

(1)拖把的使用

家中最好备有 2 支拖把,其中一把是 T 型拖把,它经常用于清洁窗户,清洁地板也很合适。

把所有的家具搬离房间,在家具的脚部套上厚袜子以便于移动,并避免刮伤地板。彻底地打扫并用吸尘器清理地板。用海绵或拖把沾清洁剂加水的溶液,涂在地板上。让洗涤剂留置数分钟,以便去污。别让洗涤剂渗入脚踢板内,以免浸坏了电线和座。用力擦洗顽垢和角落。T 型拖把是理想的工具,它可以将地板上非常脏的污秽清除。随后,用将干而未干的拖把擦拭。拖地时,要经常用清水清洗拖把,这是非常重要的,免得地板留下薄薄的一层洗洁剂,阻碍光亮剂的吸收,变得又滑又危险。

海绵拖把浸过洗洁剂溶液并拧干后,用来擦洗地板,再把拖把放入干净温水中,拧干水分后再擦一次。很多清洁地板的清洁产品内含有有毒的化学药品,如甲醇、甲醛,所以要尽量避免使用。别用太多的光亮剂,1 个月 1 次或低于 1 次已十分有效,否则弄巧成拙,反而搞得又滑又脏,给人一种脏兮兮的感觉。可以在拖把的下面铺一张蜡纸来磨光,蜡纸还有收集污物的功能。

(2)地板光亮剂的种类

地板光亮剂基本上有 3 种:一是地板蜡。又好用、又能清洁地板的水蜡及固态蜡,两者对未漆过油的木头、油毡及软木都很适合。固态蜡可以用松节油来稀释,但是何不优先考虑可以直接使用的水蜡呢? 这样可以节省稀释的时间。二是液体溶剂光亮剂。这种光亮剂用过后,溶剂会立即挥发,留下光亮剂。像水蜡一样适用于木板、油毡及软木,但不要用于热熔塑胶乙烯基尼龙或其他会受溶剂损坏的东西,因为有机溶剂能够互溶,使东西变形损坏。三是稀释的乳状光亮剂。这种类型的光亮剂,通常含有硅,使用起来既方便又持久。除了未涂漆或上蜡的木头、油毡或软木外,其余地板都可以用。用的分量愈少愈好,因为它们可能会积累起来,使地板变得滑溜溜的。

(3)做好预备工作

尽可能用扫帚或吸尘器打扫砂石和污物,然后去除旧的光亮剂结成的硬块,接着就可以着手进行:在桶内混入洗洁剂、水和些许的氨水。还有一种更实用的方法是:准备一桶醋水溶液。用拖把洗擦,等到污秽及蜡开始溶解,用T型拖把擦掉。一次只处理一小块地方,别让去污粉渗入地板内。没有T型拖把的话,弄皱的报纸或海绵拖把也可以用。用干净的拖把擦干净后,转移到下一个地方,重复上面3项。使用光亮剂之前,先让地板干透。

(4)光亮剂的使用

用柔软的抹布均匀地、轻轻地为干净、干燥的地板上蜡,令它渗入地板内。切勿心急,一定要待到蜡渗入板内。以毛巾布质料的浴巾绑在扫帚把手顶部来磨光,或以电动的打蜡机擦亮。不要因为隔2个月或3个月才打1次蜡,就增加使用光亮剂的分量,其实适中即可,因为光亮剂具有一定的持久性。光亮剂必须一层一层地涂上,薄薄的两三层胜过厚厚的一大层。第一层涵盖整个地板,另外两层仅用在老旧的地板上面即可。不要把光亮剂溅洒到墙上,否则难以去除。清洁打蜡机的垫子时,先把它们放在多层纸巾当中后,用温熨斗压上,纸巾会吸收温热的蜡。

(5)磨亮地板的简便方法

不必多费工夫除去旧的光亮剂,但要确定地板是干净的,并用扫帚或吸尘器尽可能地去除砂石和灰尘。在扫帚柄上绑上一块抹布,擦拭主要的通道。另外准备一把扫帚,在其柄端绑上一块干净的布,用以磨光地板。不必用很多的光亮剂,只要擦亮需要的地方即可,记住这句话,"过犹不及"。

(6)擦亮地板的方法

在实际应用上,好的擦亮方法是少用一点光亮剂,否则地板会变得很滑而不适合行走,而这也是合乎环保的方法。光亮剂用得愈少,表示合成溶剂及人工香料愈少。切记,不要使用喷雾式光亮剂。

(7)特殊种类地板的处理方式

有很多种地板的材料,需要以特殊的处理方式来保持其外观。

柏油用中性洗洁剂及温水实施洗涤,用清水洗净并晾干。同时注意:不要用摩擦力大或腐蚀性强的去污粉;不要用放置太久的或以蜡为主要成分的光亮剂,用以水为主的乳液状光亮剂;不要使用过量,否则地板会很滑;不要使用会使表面软化的溶剂。

瓷砖以中性洗洁剂加水的溶液来洗擦。溅洒在地上的指甲油,待其晾干后,可轻易剥落。

未上蜡的混凝土水泥地,不可使用肥皂。上过蜡的水泥地较易于打扫及清洗,亦便于使用亮光蜡。

擦亮普通的软木,洗涤上过蜡的软木。以乙烯基尼龙覆盖的软木砖,可用中性洗洁剂加水后洗擦。软木不可以弄得太湿,洗涤后须彻底晾干。

地板漆油漆非常方便,可以用于乙烯基尼龙地毯、油毯及木板等。地板如果上过蜡或用油漆等修饰过,较容易清理,用中性洗涤剂溶液来洗擦即可。油腻腻的法郎漆可以用热水洗,轻轻地擦,用极温和的去污粉或较好的金属刷子刷。

油毡是一种以帆布为底,上涂软木屑及亚麻油之混合物制成的家用品。用拖把沾温水洗擦,不要太用力,洗后彻底晾干。以中型钢丝绒浸松节油来摩擦,以去除顽垢。粉、蜡笔的污渍,以少许擦银器粉来去除。溅洒上油渍时,应立刻用冰块敷上,然后除去凝结的油脂,再用洗洁溶液洗涤。按照处理木质家具的方式来擦亮或上蜡。蜡封的材料中以油为原料的产品,比以塑料为主的产品粘合力强。

大理石这种昂贵的天然石头,不用刻意维护。用沾有稀释过的重油去污剂的拖把或抹布轻轻地洗擦,随后立即擦干。如果还有污渍或起泡,立即咨询专人处理。不要随意乱动,大理石是多孔的,油类会造成污迹,而酸性物质会留下凹痕。

以亚麻油擦拭新的地砖,铺上以后,过 2 个星期才可以洗。用拖把浸干净的温水擦洗,必要时用力刷洗。新铺的地砖可能会有白色斑点,这是由于水泥中的石灰所致,可以用稀薄的醋水溶液来洗涤,因为醋水有酸性,能够与石灰中的碳酸钙发生反应而将其除去。可以用酮磨光,但并非绝对必要。

橡胶这类材质有时可以做表面处理,以加强保护。以清洁剂加水的溶液来洗刷,以特制的橡胶亮光剂或乳液光亮剂来润泽。记住,以蜡或有机溶剂为主的光亮剂会溶解橡皮,不可使用。

石板用洗涤碱或洗涤剂加水的溶液来擦洗,洗过后,加上一些柠檬汁或牛奶可以增添表面的光泽。然后用干净抹布拭去多余的水分。

楼梯从最顶层往下清理,如果要擦亮阶梯金属压条,在压条底下垫几张纸,以保护地毯免受各种损害。

石质地板是多孔的,能渗水,可以用洗涤碱或洗涤剂加水的溶液洗擦,也可以用水泥为黏合物,再涂以亮光蜡,以保护地板。

磨石子地是由大理石的碎渣混合着水泥凝铺而成的。以重油去污剂加水的溶液来洗擦,但不要把地面弄得太湿,洗后立即风干。不要用钢丝绒或有磨损力的去污粉,以免在磨石子地上留下凹痕,从而积聚过多的灰尘成为细菌的滋生地。热塑材料地板用洗涤剂加水来擦洗,也可以使用以水为主要成分的乳状光亮剂。但不要用以溶剂为主的去污粉或光亮剂,因为它们会软化或损害地板。亮漆以洗洁剂加水来擦拭,无须磨亮。

乙烯基尼龙板用洗洁剂加水来洗擦。如果想使乙烯基尼龙地板重焕光亮风采,用乳状光亮剂来擦亮,不可用以有机溶剂为主的去污粉或光亮剂,因为它们会溶解这类地板,从而软化、损坏地板。以擦银器粉来去除蜡笔的污痕。泼洒上油渍时立即敷以冰块,凝固后,刮掉油脂,然后用清洁剂的溶液来清理。

磨砂或上过蜡的木地板,可用拖把浸过温水掺洗洁剂的溶液来洗擦,水温别太热,否则会使地板因热胀冷缩后发生变形、破裂。别将地板弄得很湿,如果蜡料逐渐磨掉,可用上述介绍过的方法重新打蜡。上过高光漆的木地板不可用水洗,但亮光漆长年累月一层一层累积加厚时可以用浸过醋水溶液的抹布揩拭多余的光亮剂和灰尘。但要尽量少加光亮剂,将残余的部分再均匀地磨光即可。液体亮光剂促进污秽的去除,比固体亮光蜡在使用上更方便。如果油脂泼溅在上面,马上以冰块敷,待油脂结块后刮掉,以洗洁剂加水的溶液洗净。

油渍可用漂土或肥皂水去除,将漂土或肥皂水敷在污渍上,搁置2～3天,待污痕显现出来,便可用抹布将其轻轻拭去。泥状蜡亦有助于去除焦油的污点。指甲油溅泼在上过蜡、亮晶晶的地板上时,由于干的指甲油易除去,所以等它干了再剥下干硬的污渍即可。如果还未干就迫不及待想擦掉,反而会弄得污浊一片,极不美观。

(8)清洁地毯

大体而言,我们对待地毯的方式太过鲁莽,太过不近人情了。我们穿着高跟鞋沉重地践踏它,把带的泥土、废物踩在它上面,却还期望它们能永远地为我们服务。这不正像"既要马儿快快跑,又要马儿不吃草"一样荒唐可笑吗?如果想要地毯持久地为我们服务,必须定期保养,维护其整洁。污秽和沙砾对地毯的伤害,比对其他材料的地板更为严重,因为当人们践踏地毯上的沙砾时,这些沙砾会使地毯的纤维断裂。任何物品溅落在地毯上,都应立即扫净或吸干。室内装饰品和地毯必须经常用海绵吸干和轻拍,以免太湿。别让液体流入填塞物里,否则会造成不能挽回的损失。

偶尔(或者在它显得脏兮兮之前)用特制洗涤剂好好将地毯清洗一番。对到处铺满地毯的家庭而言,集拍打、扫除及清洁功能于一身的直立式吸尘器,自然是最令人满意的工具。然而,家里若是同时有地板和地毯,滚(圆)筒式吸尘器是较便利的,它所占的空间也较小。如果买的吸尘器不具拍打的功能,最好选择功率较大的,便于吸出底层的砂石,以免残留的砂石继续损坏地毯。

在清理地毯时要把所有尖锐、硬质及笨拙的物品,例如:将针、纽扣等都捡起来,以免损坏机器。把所有家具搬离地毯外,这点比较费劲,但为了彻底清扫地毯还是必要的。移动吸尘器清除地毯每个角落,起码每个地方要扫过1~2次以上。如果地毯已松弛,先打扫背面,再清理表面。

1)用吸尘器打扫的简便方法

只要将地板上较小的家具及物品移开。打扫过的地方只要看来差强人意即可,不必非要划动吸尘器不可。用吸尘器打扫合乎环保方法,别用含芳香剂的粉状清洁剂,粉状的清洁剂易于弥散在空气中,不利于彻底打扫。集尘袋可以重复使用。因为有些地毯只能干洗,所以在用特制的洗涤剂清洗地毯之前,虽先咨询厂商,清洗的正确方法,一定要遵循规定操作,以免将地毯损坏,否则后悔晚矣。如果还有疑问,可以打电话请教专业人员,或请专业家政公司来打扫。

2)清洗地毯应注意的事项

一是洗涤前先处理污渍。须使用特制的地毯洗涤剂而非一般的洗洁剂,一般洗洁剂含有的漂白剂及碱,可能对地毯造成损害,使地毯的绒毛发生卷曲、打结。棉质地毯需要较长的时间才会完全干,长霉或褪色的概率也较大,所以泡沫状干洗剂非常有效。如果地毯弄得太湿了,拿一条干毛巾,铺在湿的地方,站一会儿,但不要踩来踩去,或用力蹂躏。湿地毯亦可悬挂在砖上,以促进背面的空气流通,加快水分的蒸发,使地毯更快晾干,否则会损坏地毯。化学合成品会产生静电,若使用防静电产品,大约可持续 12 个月。要防止静电产生,也可以轻轻地用喷雾器洒一点水在地毯上,因为缺乏水蒸气是静电产生的主要原因,也可以在地毯下加少量的细长铁丝,这样可将日常静电逐渐释放以免造成静电伤人事件。

二是请专门清洁地毯的公司来为你服务。首先查明这类公司所开出的价格是否包括移动家具的费用。最好不要用化学药品来清理,因为药性很强,化学反应剧烈会严重损坏地毯的。

三是从当地的租赁商店或干洗店,租一部清洁地毯的机器,这是相当值得的,尤其是在要清理很多地毯或地毯很脏时。使用该机器所推荐的洗涤剂,同时在租时要明确机器的使用方法,以免因机器使用不当,造成地毯卷毛破裂。

四是用酮来处理新的或刚清洁过的地毯,以免地毯很快就被弄脏了,这可以使将来的清洁工作轻松些。这项工作必须持续进行 3 年以上,看上去时间太长,但这是很有必要的。

3)各种地毯的保养法

一是毯质地砖,不论溅洒上何种物品,都应单独拿起来清理。如果染上的污渍不能补救的话,可以用铺在看不到的地方的地砖(例如门后)来更换,或再换一块新的。因此额外准备几块以便需要时备用,是很有必要的。但在清扫时,一定要注意砖缝处,这里常常会留下很多的尘土,碎屑,也是不容忽视的地方。小块棉质地毯,可以用洗衣机洗。

二是毛皮地毯,如果是毛毯、羊毛或绒布制的,以漂土、画布用的粉土或爽身粉来清理:在地毯上洒上粉末,搁置数个小时后,刷一刷,然后把它们抖掉。若怕抖得不干净,可用吸尘器来处理,然后用温水轻轻擦洗,待其晾干即可。没有里布的地毯,将抹布泡在掺入洗洁剂的温水中,拧干后擦拭。

三是有钩的地毯,用吸尘器打扫,但不要打松或甩动,以免松弛。更进一步的清洗得请专人代劳,因为要将这类地毯打扫干净,需要的精力太多,专业人员可以从容应对。

四是印度制羊毛地毯,最好干洗,用吸尘器打扫,但不要敲打。

另外,擦鞋垫、椰、麻、灯芯草等编制的席垫,应该抖一抖,用吸尘器专吸积聚在背面的灰尘。有些席垫衬有不透水的里布,较易清理。如果是固定不动的,更应常打扫,这时吸尘器便理所当然地成为你的得力助手。

清理墙壁和天花板中的污物

清理墙壁和天花板时主要的困难在于其高度。准备好一组牢固的梯子,一些吸水性强的抹布,一桶加洗洁剂的温水,另一桶可清洗的水。可能的话,尽量将桶放在身体附近的椅子、桌子或架子上,以便清理时随手可用。最好的抹布是干净的擦地布或毛巾布质料的旧浴布,其吸水性比用后即丢的布类强得多。

要清理的墙壁如果靠近楼梯,拿把梯子靠在与阶梯平行的墙上,梯脚顶在楼梯阶面与竖板间的转角上,以免梯子滑动;然后摊开一张折梯(四脚梯),在阶顶平台上放稳,再在合适的地方架上厚木板,就可以站在木板上清理高一点的墙面,而且可随需要移动高度。

清理方法

(1)墙壁

对于很脏的墙壁,可以用温和的洗洁剂溶液来清理。拿海绵或抹布浸过洗洁剂溶液,拧干后擦拭。只要将灰尘除去即可,不要使墙面形成一道道的条行痕迹,影响美观,这样做还不如不清扫呢。从顶端往下,每次只清理触手可及的地方,切勿勉强自己,从梯子上摔下来那可不是好玩的。清扫完一个地方之后,可以再重新清扫一遍,用干净的抹布泡过清水后拧干,拭去清洁剂及尘埃。如果墙壁很脏的话,让洗涤剂留的时间长一点以吸取灰尘,再擦干净。要经常更换桶内的清水。待墙壁重新变回往日容颜,变得光滑,用干净的浴巾擦最后一遍,以去除洗洁剂的残余。

(2)天花板

如果天花板因烟熏火燎、年久失修、水渍、荧光灯管灼烧的痕迹而泛黄,可以施加一层乳胶漆于墙上。这么做比洗天花板还容易,而且更有效率。

如果你一定要清理,使用清洁的、干的扫帚,不要用湿抹布。取下照明设备,一并清理。隔热、吸湿的天花板可用干海绵1年擦1次。在白色天花板上涂一点白色鞋油,可以掩盖小污点。如果必须清洗天花板的话,可以用与墙壁相同的方法来清理,每次只清理1平方米左右的区域。用塑胶床罩罩住地板,以防洗洁剂的溅泼,并戴上护目镜。清理油漆部分简便的方法是以干净的海绵拖把清洗高处,取代梯子的作用。如果墙壁还算干净,只要用干净的抹布,浸过加有少许醋的温水后,拧干,将整个墙壁擦拭一遍即可。清理油漆部分合乎环保的方法是,用稀释得很淡的洗洁剂再加一些白醋擦拭,或只用醋和水的混合溶液也行。清理墙壁上的覆盖物,在无法将其擦掉的情况下,可用小刀将其刮掉,但这只是迫不得已时才用的,一般情况下,覆盖物是很容易被洗掉的。

(3)砖

用刷子刷一刷,再以吸尘器吸干净附着的沙砾。未处理过的砖因长期搁置,自然形成污秽,洗涤只会令污痕更糟。上过蜡的砖可以用洗洁剂洗涤,只需要轻轻擦拭即可。

(4)瓷砖

抹布浸过不含肥皂的洗洁剂,拧干后擦拭。海绵拖把可以在贴满瓷砖的壁面上活动自如,其打扫的效率也比较高,T型拖把也很有用。用干净的海绵泡过清水后挤干水分再擦拭。用糊状去污粉或菜瓜布来擦拭。汽车亮光蜡是合适的去污兼光亮剂。用干布擦后,搁置10分钟,等它完全干透,再以柔软的布擦亮。变了色的水泥浆,应该用牙刷蘸浴厕洗洁剂或家用漂白剂与水混合的溶液,或消毒水与水混合的溶液来擦拭。能够再度粉饰或用特制的粉饰漆可能较方便。较合乎环保的方式是用对半切的柠檬来擦瓷砖,柠檬汁也有去污功效,静候15分钟后,用柔软的干布擦亮。

(5)纺织品及软木

用湿布浸温水后晾干、轻拍,先测试一小块角落,看颜色会不会浸散。将米糠、漂土或爽身粉涂敷在墙上,搁置几个小时,然后以吸尘器打扫,以防水布或塑胶床单覆盖在地面上,因为操作时势必会溅到地板上很多液体。软木可以打上非光滑性的蜡,然后按照可洗的壁饰的处理方式来洗涤。如果没上蜡的话,别轻易尝试自己洗,只要好好拂去灰尘就够了,如果非洗不可,同样可以请清洁公司来帮忙。

(6)上过定型胶的壁纸

对该类壁纸应以温水加洗洁剂的溶液来清理,洗法与墙壁相同。装饰用的饰带、墙上或柱上装饰物,是否确实可洗,是否有小缝及缺口会因水而受损加重,这需要查看。石膏饰带不可以用水洗,否则会形成污斑或条痕,造成不美观,当你下一次给天花板漆油的时候,可以顺便漆一漆它们。用清扫蜘蛛网的刷子或有长柄的鸡毛掸子拂去灰尘。如果饰带很脏,可以用喷雾器装入洗洁剂来喷洒,等溶液渗透了之后,用干布擦,再喷上清水。布质地的浴巾因为其纤维能吸收裂缝中的水,所以非常适用。

(7)不能用水洗的壁饰

对该类壁饰,应经常用鸡毛掸子或干净的扫帚拂拭。用湿布轻擦污渍,小心地将纸面拍干,不要用力地揉,否则会将纸面弄破,从而破坏壁饰的整体效果。去污粉通常可以轻易地除去污渍,亦可用柔软的橡皮擦或面包团。以大范围扫除的方式往下擦,不要用力压,不要斜向一边擦,因为这样不但不能消除墙面上非常脏的污垢或粉、蜡笔的污迹,反而会留下条痕。

(8)可以水洗的壁纸

这类壁纸并非真的可以"水洗",而是可以用中性的肥皂泡沫涂在海绵刷上轻轻揩拭,再以干净的布轻轻地拍打,直到壁纸变干为止。

(9)清理油漆

壁饰沾到油漆时使用溶解有甲醇的酒精擦拭,但擦时不要太用力,以免破坏外层的涂饰;当沾上墙壁时,请用指甲刷或旧的牙刷清理;沾上软木时,须用抹布蘸着酒精轻轻地擦拭,每擦一次都要用干抹布迅速擦干;沾上木质镶板,用中性的清洁剂溶液,再以脱脂棉蘸酒精来处理。虽然几乎每种处理方式都会使木头褪色,但不要难过,可以用鞋油或染木头的颜料,使其恢复原来的色泽。

(10)除去油脂

已油漆过的地方沾到油脂时,可用强力清洁剂掺加一点酒精来擦拭。酒精可以将油脂溶化而除掉壁饰的玷污,铺上吸墨纸或卫生纸,再以微温的熨斗烫,以除去油脂;或使用漂土及干洗液,等干了以后,再刷掉。有浮雕压花的壁饰,以滑石粉轻拍,搁置几个小时后再轻轻地刷掉。乙烯基尼龙类,以干洗溶剂轻拍,再施加洗洁剂的溶液,然后才用干净的水洗净。沾在软木上,用掺硼砂的水或中性洗洁剂添加数滴家用氨水来轻拍。丝质纺织品类,得请教专业人员。木材镶板使用中性的洗洁剂,再用脱脂棉沾白酒精擦拭。砖块上的油脂,用海绵沾酒精擦拭后,再用水将其清洗干净即可。

(11)剥落纸条和胶带

作画或喷漆时作掩盖用的纸条或其他有黏性的胶带,趁其还新时,应尽快剥落。如果贴太久了,就可能难以除去。软化胶的黏性过后,一定要及时用抹布将残留在表面的丙酮擦掉。撕下胶带时,先从顶端的边缘部分开始,顺势地、慢慢地、均匀地拉,与壁面保持平行。如果有一把吹风机在旁辅助会更好,可利用其热气软化胶的黏性。小心地撕下来,以免有些部分残留在墙上或撕毁壁饰。用丙酮或洗指甲油的去光水减弱胶的黏性。丙酮或去光水会伤害有些漆料及塑胶制品的表面,所以不可残留过久。多涂几层醋后,一些旧的拼贴或转印纸可能会剥落,等醋完全渗透后,再洗掉那些痕迹。或者滴几滴油,让它渗入所粘贴的纸内,再用柔软的布轻轻地擦。除去表面的油等残留物,使墙重新变干净。

清理窗户和玻璃上的灰尘

干净与肮脏的窗户看上去有天壤之别,当清洗并擦亮窗户内外两面后,你会后悔为什么没有早点做,屋内盆栽亦受益匪浅。同时你看着明净的天,晒着温暖的阳光,心情也会格外舒畅。

窗户的清理是件烦人的琐事。大多数的人在洗窗户时会使用太多的清洁剂,导致条痕的产生,其实用一桶温水加一瓶装清洁剂就可以将玻璃擦洗得干干净净。有些专家坚持使用干净的冷水,其实这种做法只适用于不太脏的窗户。

清理方法

(1)清洁窗户、玻璃的工具

选用有良好信誉的窗户清洁剂。一桶稀释过的清洁剂；一桶温水，放入1茶匙到1小杯不等量的醋；一桶微温的清水即可。以含甲醇、酒精、石蜡和水等比例混合在一起，放入瓶中充分摇匀。将半杯氨水、1杯白醋和2汤匙玉米粉混合后加入一桶温水。

不时换一桶干净的温水供抹布清洗用。冷天时，每升水中加半杯白酒精，来防止它冻结在玻璃上。这里我们要奉劝读者，冷天时清洗窗户是不明智的。

用T型拖把（在把手尾端有个橡胶刮刀）清洁窗户，这种T型拖把用起来得心应手，而且比较方便。以无棉絮的布块蘸上清洁剂，以便擦拭T型拖把。

不光是一把椅子就够了，最好有一把稳固的梯子，这样较高处的玻璃也能伸手可及了。

（2）清洁窗户、玻璃的方法

清洗窗户前，先将纱窗卸下来，以真空吸尘器或硬的毛刷把灰尘刷干净，以便于玻璃的擦洗。不要在阳光直射时清洗，否则会因水干得太快而留下道道条痕。下霜时也不要洗窗户，因为玻璃较脆，容易裂。时常清洗，才能事半功倍，等到窗户脏兮兮才洗，会耗费相当多的时间和精力。清洗时要多次更换清水，尽可能减少清洁剂的用量以免产生条痕。里面的窗户横向洗，外面的窗户纵向洗，才能看清楚哪一面还没清洗干净。一般的窗户清洁剂只能用于干燥的窗户上，窗户上有凝结的水蒸气或早已用清洁剂或清水润湿时，请勿使用。别用干布擦拭肮脏的窗户，否则容易刮伤玻璃。清洗窗户后，用雪米皮、麻织品或报纸擦亮玻璃，擦时一定要从上到下依次擦，不要毫无方向地擦。

1）大片窗户

拆下百叶窗、窗帘及窗台上所有的东西，放在不易被手脚碰到的地方。清洗玻璃前，先洗净窗户的边框，若先洗玻璃再洗边框，会在洗边框时，又将玻璃弄脏。把抹布放入清洁剂的混合液中泡湿，拧干后从窗户的顶端擦起。以橡皮刮刀横方向地由上往下清洗，才能确保玻璃的角落及四边都清洁。每滑动一回，T型拖把都要在干净的布上擦拭一下。当以T型拖把辗过湿的部分后,再用抹布重新将其擦拭一遍,然后再继续以 T 型拖把拖擦。以同样的方式从上到下清洗。以棉织品、雪米皮或揉皱的报纸为窗户做最后打光,亦可以用黑板擦使它更光亮。

2)小片窗户

拆卸下百叶窗、窗帘和窗台上所有的东西。清洗玻璃前,先以清洁剂洗净窗户的边框。使用玻璃专用清洁剂,将抹布浸入溶液中,再充分拧干。从玻璃的四边开始擦,往中间靠近。书柜上镶嵌的小玻璃,先拂去灰尘,再以脱脂棉蘸一点点甲醇酒精或白酒精擦拭,依圆周方向擦拭,只要脱脂棉脏了就要更换。

(3)清洁窗户、玻璃的窍门

小玻璃不像大玻璃那样,脏了便很容易看出来,所以不用经常洗。清洗完毕后,玻璃上的小污渍不必太在意,不要特别去擦拭它们,因为不太明显就不大会引起人们的注意。这不仅是方便的方式,而且是明智的做法。不要用任何种类的喷雾剂,有品牌的玻璃清洁剂用量要尽量节省,最好采用醋水溶液,小斑点可以用冷茶去除。不要勉强去处理接触不到的部位,不要一边提着水桶一边清洗,否则发生危险的可能性比较大,更不要将水桶挂在窗户边上。T 型拖把的把手可随意转换角度、非常适用,别浪费金钱购买具有所谓的神奇效果的窗户洗洁剂(如有磁性的清洁剂),因为那不一定有效。用无棉絮的抹布蘸松节油、干洗溶剂或去光水,以去除新沾上的油漆污点非常易行。使用松节油或白酒精来软化干涸的油漆污渍,以松节油、白酒精来软化油灰的污渍,也可以氨水来去除,勿以任何摩擦物来清理窗户,否则会刮伤玻璃、留下残痕。窗户极脏的话,可以在清洗溶液中加微量洗涤碱或硼砂,然后用脱脂棉蘸含甲醇酒精或白酒精来去除自粘标签或其他黏着剂。

(4)清理其他种类的玻璃

对于淋浴间的玻璃屏风,可以用海绵滴上醋擦洗,以除去肥皂及水渍。

桌面玻璃与小玻璃的清洁方式相同,可以用 T 型拖把擦洗。以醋、水、柠檬汁、酒精或任何玻璃的清洗溶液来清理。用抹布滴上数滴醋,来擦拭指印。用少许花生酱来去除自粘标签或胶带的痕迹,然后用没有浸温水的抹布将其擦掉,待其晾干后,便焕然一新。

镜子以柔软的布蘸上清理窗户用的混合液来清理。注意:不要让水流入镜子与框的接缝处或背后。抹布微湿即可,不可湿漉漉的。可以使用干净的玉米皮或无棉絮的布料来磨光。

彩绘玻璃别用水洗,否则会破坏彩绘的效果,仅以非常柔软的画笔拂去灰尘即可。

对于滑动玻璃门,可用包上布里子的擦拭器具除去玻璃上的污迹。

现代的彩色玻璃硬度十分高,洗法与小块玻璃基本相同。旧式门窗上的单块玻璃,须小心翼翼地清洗,不要用一般市场上销售的产品清洁剂。

第四章

全面清除"隐形杀手"

❀ 第一节 ❀
自然洗衣有技巧

现代化的机器自带洗涤、脱水、烘干等功能,但即便如此,也不是简单到只要把换下来的脏衣物丢进机器里,按下开关就了事的。如果这么做,在操作过程结束后,将会看到白色的桌巾已缩得不像样,白色衣服与深红色毛衣纠缠在一起。而且更让人恼火的是,明明是白色的衣服居然被染上成彩色等。

衣物标签及其洗涤

纺织品是由很多不同的纱线制成的,从天然纤维(例如羊毛、棉花、亚麻线、丝)到人造纤维(如粘胶短纤维、醋酸纤维素、尼龙、聚酯纤维),以及数种其他原料的混合。每种纤维有不同的特性,因此要在不伤害衣料的情形下把衣服洗干净,就必须遵守处理标签上的指示。

现在的成衣大多附有这类处理标签。标签上包括符号及文字,提示该衣物是否可水洗、该怎么洗(即使用短时间柔循环或长程强循环)及洗衣水温等。它们表明布料是否可干洗,干洗时又是否需要特殊的洗涤液。此外,还指示该衣物是否该熨,应该选择在什么样的温度下进行等,如此种种的规定。

(1)辨识标签

认真辨识标签指示的洗涤范围、洗涤方式、洗涤程序、洗涤温度、漂白及洗涤剂的选择、高低温烘干要求、熨烫方式等。另外要注意在洗涤衣物之前及之后的所有警告标志。凡是以交叉表示"禁止"的行为,一概禁止,因为此种行为不符合该服装的质地、设计等方面的要求。标签上如果出现三角形内有英文字母"CI"的标示,表示该物品可以用含氯的漂白剂处理;如果三角形内有个"×",则表示不可使用含氯漂白剂。不过该标志仅适用于判定可否使用含氯漂白剂来处理衣物,与其他成分的漂白剂无关。因此在使用其他种漂白剂时应特别注意。

(2)洗涤前的准备工作

1)整理衣物

不论用手洗还是机器洗,请先按照下列方式做好准备。

将清洗时容易伤害到其他衣物的拉链、纽扣、铜丝等处理好,同时应将衣物内的物品清理干净。刷去要清洗衣物上的污物,尤其是干泥块儿。衣物上的毛发可用胶带去除:把一条胶带按在衣服上,再撕下来,毛发就会被它粘掉。将丝带、围裙带等各种线带系好。如果老是丢失短袜,可事先用衣夹将每双夹在一起。颜色相同及洗涤程序相同的衣物,各归其类。如果衣物没附处理标签,最好将它放在慢速循环的冷水中搅拌,或用手洗,还可以选择性地送往干洗店。

2)测试衣料会不会褪色

将新的衣物与其他颜色的衣物混在一起洗之前,应先测试新衣物会不会褪色。若发现有褪色的可能,应及时将其分开并分批洗。可以测试衣服容易褪色的地方,如腋下或衣角的缝合部分。测试步骤如下:将一块棉花或绵纸用水润湿,然后贴在衣物上静静地等候约 5 分钟,然后观察棉花或绵纸的变化:如果棉花或绵纸染上任何颜色,就表明会褪色,需要个别洗或干洗;如果没有出现颜色扩散的情况,只要不是用很热的水来洗,就可以与其他颜色的衣物一起洗了。

吸收剂巧除污物

在家中准备一套紧急除污工具,这么一来,一有污渍就可以马上动手处理了,从而做到遇乱不惊,从容不迫。而且必须将每件东西贴好标签,放在儿童拿不到的地方。

另外,还要准备大量的水。水是最普遍、最便宜而宝贵的清洁剂,在使用其他的清洁剂前,先用大量清水处理非油脂的污垢,会有意想不到的效果。加肥皂的软水会产生泡沫,大约持续 5 分钟;硬水不易起泡而容易与肥皂形成某种沉淀,使织物显得灰扑扑的,而且会伤害衣料,也会使浴缸出现水流的痕迹,仅用清水洗并不能去掉污渍,用醋来清洗,便可将其去除。雨水是软水,对洗头发和衣服效果极好,可用水桶收集起来,但先决条件是空气要干净,否则收集了一桶酸雨那可就惨了。

当衣料或地毯洒上湿的东西,在污渍未干前,可以用下列吸收剂清理。此外,为清除毛皮和其他不能水洗的衣料上的油渍,亦可用吸收剂。吸收剂有以下几种。

盐。可以吸收尿液、果汁及红酒。在地毯、餐桌等受污染地方倒上大量的盐,搁置数个小时,然后用吸尘器吸净或甩动至干,再洗熨。

薄绵纸。可以用白棉纸吸收液体。在污渍上覆盖数张,轻轻地踩几下,不要用力地踩蹋。当棉纸湿透了,再换上新的,直至将液体完全吸干为止。

米糠、漂土、画画用的粉土及滑石粉。这些都能吸收毛皮、毛毯上的沙砾和污渍,和用头发干洗剂清洁头发的方法相同。只要洒在衣物上,搁置大约 12 小时,再轻轻地刷干净。

衣物彻底除污法

(1)冷水可以说是很好的除污剂之一

非油脂类的污渍,用冷水或液体的清洁剂除污,步骤如下:将布面朝下放置,平放在吸水的棉纸、脱脂棉或白色、无棉絮的布上,这样做有助于将污渍彻底吸出。拿喷雾器对着污渍强力喷洒,搁置一会儿后再将它冲掉,因为湿透布料的液体洗洁剂可以去除某些污痕。当污痕溶解后,用喷雾器把污痕区域的里里外外好好地冲洗,反复洗清,洗法照常。

彻底刷洗方法。将衣物污染的部分泡在冷水或肥皂水中 1～2 小时后彻底洗净,然后按照一般洗熨的方式处理。至于特殊的衣物或精致的衣料,不要用这种方法,最好拿到专门的洗衣店里去洗。彻底刷洗合乎环保的方法是,如果要泡衣物(参考上述的简便法),不要使用酵素洗洁剂,毕竟它们的效果不是很好,而且对衣物也有较大的影响。尽可能少用清理家务时用的清洁剂和有机溶剂。用不含磷酸盐或香味的液体清洁剂,使用稀释得极稀的漂白剂,让它漂白的时间较平常泡衣服的时间长一些。苏打水能洗掉红酒留下的污痕,但这需要立刻处理。苏打水用于清洗地毯上的污渍时,最好随时用拖把擦拭,以免地毯太湿。

(2)使用溶剂的正确方法

油脂或含脂肪成分的污渍,如牛奶、奶油、调味料、口红等,用于洗涤这类污渍的常见的溶剂在市面上称为去污剂,有各式各样的商标名称,但不外乎四氯乙烯和三氯乙烯。其他有效的溶剂还有白酒精、医酒精或丙酮(但不适合用于醋酸纤维)。一般市面上卖的去污剂有液体(大多为胶体类)、固体、气体 3 种形态,其中以液用的最为普遍。很多溶剂都是易燃烧且有毒的,使用时要格外小心,要遵守厂商贴示的使用须知。使用溶剂时不要接近火源,也不可在封闭的空间内使用,否则易发生危险。

在清洗衣物之前上面也许会有固体污垢,因此,要尽可能在不伤害衣料的情况下,刮去固体污垢。准备一把钝的小刀往往很有用。在刮固体污垢时,还需要一定的技巧:要从污垢的上面开始轻轻地一层一层地刮,直至将污垢刮净为止。处理污痕时,可以在污痕下面垫一块白布或绵纸,以免晕染到衣服的其他部分,然后,将一块泡过溶剂的布,从污痕的周围往中心方向轻拍。

衣物漂白与褪色

(1)漂白时密切关注褪色情况

彩色的衣料要在漂白前先在衣服不起眼的地方(如衣角的缝份或接缝处),找一小块试试染色坚牢度。即验证一下该衣料是否会因漂洗而褪色,这一准备工作是很必要的。验证完毕之后,将 10 毫升的漂白剂溶入 800 毫克的冷水中。将干净的布或一小块棉纸放在污痕的正下方,拿另一块布沾上稀释的漂白剂溶液,轻擦污痕。按步骤将衣物污痕彻底洗掉,然后像平常一样地洗涤或干洗。特别要注意：不要把漂白剂溅到正在穿戴的衣服上，而且在用清水漂洗时要彻底，不要让漂白剂残留在衣物中，以免在洗涤时影响其他衣物。

如果需要将所有的衣物漂白，其方法是：将10毫克的漂白剂加在13升的水中，让衣物浸泡10~15分钟。先把漂白剂洗清，然后衣物像平常一样洗涤。为了保证衣物不褪色，彩色衣料不可以用这种方法除去污痕，否则一旦发生褪色，所有的衣服都将被染上色。84消毒液是一种专利品，能除去白色衣料上大部分的茶、咖啡、酒、水果或其他东西造成的污痕，也能漂白灰色的亚麻制品、棉布、毛巾等，是一种多功能的新型洗涤品。

漂白污痕的简便方法是使用分量稍多一点的漂白剂，这么一来，处理的时间就可以减短。需要特别注意：只有白色物品才使用较浓的溶液。漂白过程中要经常检视衣物，不要让它留在较浓的溶液中太久，否则衣料中的纤维会在长时间的浓液浸泡中变质，使衣料受损。漂白污痕也有合乎环保的方法，如用温和的过氧化氢或高硼酸钠，两者都可以用在毛料和丝质衣物上。

过氧化氢的使用方法是：漂白时用1份的过氧化氢兑8份的水，一般物品可浸泡12小时以上，但不要浸泡丝或毛料。人造丝或尼龙在漂白前，先测试染色坚牢度。对付难以处理的污痕，用一小块棉纸垫在污痕下面，以滴管或喷雾器装上过氧化氢和水的混合液，直接喷在污痕上。不断加漂白液，直到污痕消失。使用后剩余的过氧化氢不要倒回瓶内，因为它很容易受到杂质的污染，而且过氧化氢具有强氧化性。应将剩下的过氧化氢加入适量的碳酸钠，静置1~2小时后再加入少量醋，即可倒入脏水桶内。

高硼酸钠的使用方法是：在600毫升的水中溶入1~2茶匙的高硼酸钠结晶体，水温在织物能承受的前提下尽量高一点。因为这种漂白剂的药效慢，所以，除非是毛料或丝（处理方式为将漂白剂轻轻地挤入衣料内，不要浸泡），其余衣料应浸泡数个小时。如果衣料因为浸泡了溶液而变黄，应及时用海绵蘸醋轻擦，然后清洗。不能水洗的布料可以洒上高硼酸钠，然后用经水润湿的棉花垫覆盖在上面。可能的话使用热水，对热敏感的布则用微温的水。保持棉垫湿润，直到污点消失为止。这可能得花数个小时。

（2）除去污渍的基本原则

一发现污渍，就马上处理，愈及时愈好，可能的话，应立刻去做。如果不能确定污痕是什么原因造成的，或衣服的成分是什么，应送去洗衣店请专人洗。对于固体污渍可以用一把钝的小刀轻轻刮去，如果变干变硬了，则用溶剂使它软化，或以坚硬的猪鬃刷轻拍（不要用刷的动作）。需要特殊处理的衣服（例如塔夫绸、天鹅绒或缎）应该送专门店清理，不然会破坏其质地。处理时使污痕朝下，那么污痕会循着进入的途径离开。在污渍的下方垫一块干净的白棉纸或棉布，以吸收除污剂和除污痕时留下的溶剂。处理污渍之前，不要让各种热源接近布料，因为污渍中也许会像很多食物含有蛋白质或类似的元素一样，含有一些会经热而凝固的元素，所以不要将衣物用热水洗，或将它放在茶壶喷出的水蒸气之上。

在使用去污剂之前先在衣物隐秘的角落（缝份或接缝处）测试其效力。有些处理方式会让颜色弥散或褪色，有时还会损伤布料，因此，这一步是必要的，而且可以避免更大损失的发生。不必非除去顽垢所留下的痕迹不可，穿上仅有少许污痕残留的衣物，总比用太多溶剂或因过分揉搓而损坏衣物的好。

等污痕溶解后，开始用水或溶剂从污痕的外围往中心方向冲洗。有喷射壶嘴的塑料瓶是再恰当不过的工具了。使用过溶剂后，用干净的棉布或海绵吸干多余的水分，而且用吹风机的暖气流以圆周运动的方式，吹干残余的水分。用过漂白剂或清洁剂后，必须彻底地将其洗净，不能令其残留在衣物中，然后照平常的方法洗衣。最初的处理如果行不通，在其后所采用的各种处理过程中，必须先好好地清洗该部位。溶剂使用前不要先混在一起。

（3）测试染色坚牢度

有些染料仅能持续一段时间，所以在每次用新方式处理衣服之前，先测试各种布料会不会褪色，尤其是当布料与去污剂需要长时间接触的。准备洗涤的溶剂时，分量要恰当，先在衣服的隐秘处试试看。将处理过的部分，用两块干净的白布或绵纸夹住，然后以中温的熨斗烫，观察白布或绵纸的变化。如果色彩转印到白布或纸上，表示这块衣料会褪色，就该送请专人处理。

有时,在其余的污渍溶解而且被冲走后,粉状的颗粒会嵌在纤维当中,这给衣物的处理又带来了一些麻烦。这时不要用指甲去抠,滴几滴液状清洁剂,轻轻地用手指揉搓,迅速揉搓将会损坏布料,使衣服的使用寿命大大缩短。然后用水洗3~4次,最好是用流动的清水,否则残留的清洁剂会招来污垢,再次弄脏衣服。

(4)清理污渍的一般程序

清理污渍时动作要快,应先刮掉固体物质,这时要有耐心。吸收液体时要及时准确,要用适当的液体来处理污痕(水、清洁剂掺水或溶剂)。也可以用漂白剂处理残余的污痕(如果布料许可的话)。

机器洗涤衣物要领

仔细翻看每件衣服,挑选出需要首先处理污痕的衣物。市面上有很多品牌的去污渍产品,在洗涤前可以除去大部分的污渍,可以用液体喷剂或一种特殊的肥皂泡喷在污痕上。对付衣领和袖口的污渍,如化妆品、调味酱、酒、亮光蜡、发胶、化学药品、蛋液、咖啡、沙土、面霜等,也可以用粉笔涂擦在上面,因为粉笔有很强的吸附性,可以吸油,油渍等去除后,污渍很快就可以除去。非常脏的衣服如运动衣裤等,应先进行一般预洗程序。

(1)浸泡

较为有效的预洗方式是在洗涤前,将衣服浸泡在洗洁剂中一段时间。对于顽性渍痕,在浸泡前应先擦上洗洁剂,这样易在浸泡中将顽性渍痕快速除去。把衣服放入水槽里或使用液体清洁剂时,清洁剂要完全浸没衣物。不要将白色和有色的衣物泡在一起,以免发生褪色、染色现象。丝,羊毛,皮革,耐火织物,会褪色或只能晾干、不能烘干的衣服不要浸泡。

(2)漂白

漂白是为了将顽性渍痕从白色织物上除去进行的预洗过程。家用的液体漂白剂常是以氯为主,添加氧之后可以除去污渍,但要注意的是,这类漂白剂不可用在丝或羊毛制品上。高硼酸钠也是一种氧化漂白剂,但是可安心用于丝和羊毛制品。事实上,大多数的洗衣粉都有添加剂。在10升的冷水中加入 10 毫升的漂白水,然后将打算漂白的物品放入溶液中浸泡 10~15分钟,在洗涤前用清水彻底洗清,以免漂白剂残留在衣物中。绝对不要使用未稀释过的含氯漂白剂,因为未稀释过的含氯漂白剂的氧化性很强,极易将衣物损坏。丝、羊毛、人造丝、只能晾干的棉布或表面有防污处理的衣物,绝对不可使用含氯漂白剂。另一种较温和的漂白剂是过氧化氢(杂货店、药房内有售),可以用于清洗丝和羊毛制品。1 份过氧化氢加入 8 份的水即可使用,而且衣物可以在溶液内浸泡达 12 小时之久。

(3)洗衣机正确的使用方法

在使用洗衣机时必须遵守洗衣机的负荷量指示,如果负荷过重会使衣服无法顺畅地翻搅,也就洗不干净。参考处理标签,选择正确的洗衣程序。每类衣物,应严格按照与其相应的洗衣程序恰当地进行清洗。不要用太多洗洁剂。在清水洗过后,如果认为衣物上还残留洗洁剂的话,让它们再清洗一次。有一点可供参考:衣物内若残留洗洁剂,会比较容易脏。喜欢的话,也可以加入柔软剂。为防止清洗时颜色扩散,可以在洗衣或浸泡的水中加入少许盐。人造纤维需要用冷水清洗,以防褶皱。如果不依照标签说明处理,至少应选择适当的洗衣程序。清洗过会褪色的衣服或用过漂白剂的洗衣机,使用后按下操作钮,让机器再重复一次洗清程序,以免下次使用时,衣服会染色或沾上漂白剂。每次洗完衣服后,必须将电源切断,并用干净、潮湿的布,将洗衣机里里外外擦拭一遍,以免细菌滋生。

(4)添加衣物柔软剂

不论手洗还是机洗,在最后一次清洗时加入柔软剂,可以使衣服摸起来更柔软。用法请遵守厂商的指示。柔软剂对于宝宝的衣服、尿布、毛衣、毛巾或其他与肌肤紧密相贴的衣物特别好。但不能用得太多,用的次数也不能太频繁,否则会使衣服变硬。柔软剂能让衣物较易熨平,并消除尼龙和其他人造合成纤维所产生的静电感应。

(5)脱水及烘干

脱水或用手绞扭,可以从湿衣服中绞出相当多的水。每分钟转 800 次以上的脱水机,足以让衣服干得马上可熨。将人造纤维的衣料拧干、绞扭或脱水的话,衣料会起皱痕,而且这些皱痕不可能去除,尤其是该衣物还温温的时候,这些是必须预先了解的。总之,由于人造纤维是不吸水的,所以无须脱水太久,无须用力将其拧干,然后自然晾干即可。不要让烘干机负荷过重,一旦机器停止运转,就要马上把衣服拿出来。把衣服挂在室外晒衣竿上晾干。洗净的衣服闻起来会比较清新,摸起来也较柔软。如果恰逢艳阳天,还可以帮忙漂白杀菌呢! 如果天花板够高的话,使用活动滑轮架在室内晾衣服是个好点子。亚克力纤维不可以高速烘干,羊毛衣物也不可以烘干。从洗衣机内拿出来的衣服(如果已完全干),可以不必熨烫。烘干的衣服有时会产生静电,使衣服黏在身上,感觉极不舒服,若在烘干的过程中施用10分钟的冷烘,可以减少静电的产生。

机洗是简便的方法。在洗衣服前,如果没空将衣服的破处补好或将松散的纽扣钉上的话,可将衣服松散地放在洗衣袋内,以免清洗时裂得更厉害。白色与不褪色的衣服混在一起洗时,请用循环较短、水温较低的洗衣程序,除非处理标签上特别指示某种衣物需要单独清洗。没时间手洗紧身衣时,将它们收集起来,放入网状的洗衣袋内,以免机洗时甩在一起。

机洗时,尽可能选用低水温、经济的、短时间的洗衣程序,以节省水和电。如果只有两三件衣物要洗时,不要用机器洗,用手洗或等到有比较多的衣服时再一起洗也未尝不可。使用合乎环保原则的洗衣粉,即洗衣粉应不含有磷等元素。大部分的衣物柔软剂都添有香料,如果是对它过敏,可以制作自己的衣物柔软剂。清洗时,加入使水变软的药物,如碳酸钠或使用软水和正常用量的一半的洗洁剂,或洗时加一点无香味的润滑精。烘干机非常便利,但使用起来非常耗电。不妨将一条干毛巾与待烘干的衣服一起放进烘干机里,干毛巾可以吸收衣物的水分,从而减少烘干的时间。在烘干前将湿衣服放在毛巾上滚转,也可以除去一些水分并节省电力。

手洗衣物及特殊织物的处理

(1)手洗衣物要领

对于尼龙袜子、毛衣、轻柔细纤维类的衣物,手洗比机器洗效果要来得好。除了羊毛制品外,在手洗前最好先浸泡半个小时,使污秽松散。浸泡衣服之前,须确定洗洁剂或肥皂已完全溶解。清洗时用手指轻轻地挤压衣服,但不要用力搓揉,特别是毛制品,千万不可搓揉!可用一把柔软的指甲刷,松散领子和袖口的污垢,但仅限于必要时。天然的织物(包括羊毛制品)在洗涤后,可进行短时间的脱水,以免湿淋淋的,影响烘干时间。人造纺织品最好不要脱水,除非天气极冷,即便脱水,也需在很短的时间之内进行。

手洗实在没有简便的方式可言,请尽可能遵守上面的指示。手洗后,有些衣服可放在洗衣机里,用适当的运转速度进行清洗。有些机器有极特殊的清洗过程和极短的旋转脱水流程,适用于轻柔细纤维类的手洗衣物。

手洗时,使用肥皂或可溶解于热水中的苏打来取代洗洁剂,前两者合并使用,效果更好。在洗清的水中加入 1 汤匙的醋,可清除残留的肥皂泡沫。

(2)特殊的织物的处理

毛毯如果不是羊毛的毯子可放在洗衣机里洗,洗法因其质地不同而异。使用自助洗衣店内大型的洗衣机和烘干机可能比较方便,因为即使家里的洗衣机容纳得下,烘干亦是一大令人头痛的问题。此外,还可送去干洗。

绉纱清洗后可能会缩成一团,最好趁着还很湿的时候熨,一边熨,一边用手拉平。

窗帘按照厂商的使用说明,1 年至少清洗 1 次。清洗前先测试会不会褪色。另外,清洗前,先把挂钩拿下,以免清洗时误伤手指或损坏机器。对于精致纤细的布料得用手洗。如果窗帘有衬里,必须小心地清洗以免缩水,或者请专人洗。亚麻纺织物表面用树脂处理过的棉制品,不可使用漂白剂,以免与处理药剂发生化学反应,反而洗不干净,即所谓的"越洗越脏"。

绒毛褥垫,即用人造纤维填充的绒毛褥垫,可在家里洗或到自助洗衣店去洗。羽毛填充的褥垫也可用凉水、短循环的洗衣程序清洗,并在晾干的时候不断地轻拍,使其松散。如果没有时间,也可拿到干洗店里去洗,干洗店一般会代为清理羽毛填充的绒毛垫褥。

缩水衣服不要在热水中清洗,也不要绞或拉,以免损坏衣服的伸缩性,可在毛巾上快速地滚动以除去多余的水分。

羽毛枕浸泡在一桶掺有 50 克洗涤碱的水中,用手拎起,让水慢慢流下,然后再浸泡 1 次;再放入干净的水中如此重复 3~4 次。也可用有泡沫的肥皂水浸泡,最好在第一次洗清的水中加入半杯醋,使之软化,并确保所有的肥皂都去除了。

花边必须小心地存放,尽可能少洗。浸泡时用温水,然后用温度适中的水手洗。不要将花边和其他的衣物混在一起。精致的花边钉在覆盖着亚麻布的板上,用海绵蘸肥皂水轻轻地擦拭,然后用清水缓缓冲洗直至将肥皂冲净,最后放在板上晾干。不要使用漂白剂。

毛织物不可在水中过分洗涤,否则可能导致纤维组织受损,会使布料收缩。人造纤维的编织物伸展力不好,所以要用和毛织物相同的方法来洗涤,然后平放晾干。用温水洗涤,并用手挤压衣服,但是不要搓揉。轻轻地挤压过后,放在毛巾上滚动,以除去多余的水分。毛制品不能脱水,而人造纤维只有在极冷的情况下才能脱水。

处理发霉的毛巾,可在每升沸水中加入 3 汤匙的小苏打,煮 5 分钟,然后如平常一样洗熨。

柔软的玩具经常放入温热的肥皂水中清洗,然后用清水彻底洗净。颜色比较暗的玩具要个别洗,洗净后先裹在毛巾里,吸去多余的水分,然后挂起来,使之晾干即可。

领带应交给专业人士清洗。

隔帘布,可往洗衣机里加入少量洗洁剂和漂白剂,再用凉水洗。洗涤时最好能放 2 条旧的白浴布一起洗。值得注意的是,把 1 杯白醋加入水中,能加强清洗的功效。洗后的帘布不要脱水。

清洗白棉袜,往水中加入一片柠檬跟袜子一起煮沸 5 分钟,这样才能使袜子洁白,不然就达不到效果了。

(3)衣服过浆

浆水可以使柔软的衣服硬挺,使之保持干净。大多数的衣服经过这么处理后穿起来较舒适。它可令棉制品的表面平滑有光泽,并填满纤维间的缝隙,使灰尘和污垢无法积聚。然而,太多浆水会使衣服干燥得发出嚓嚓声,那样的衣服穿起来会很不舒服。

正确熨烫衣物

熨斗通电后，等5分钟，让熨斗加热，这样，自动调温装置才可发挥作用，使熨斗底座的温度均匀地上升，不至于有损它的使用寿命。从需要低温熨烫的衣物开始熨起，比如丝、人造丝。当处理到较坚固的棉制品和亚麻布时，逐渐加温。随时遵照处理标签的指示，以免被熨坏。在熨餐巾、手帕前，将它们抚平，保证它们外形不变。熨烫前，将衣服上的褶固定起来，不能让它移动了位置，否则会难看。有花纹的棉布，由布的里层烫起，切记不要从布的外面烫起。很皱的衣服应该多喷一些水，在熨之前卷起来，摆上几个小时，以便水分能渗透进衣服内，使它能轻易烫平，不然会费时费力又不能满意。没有蒸汽熨斗的话，浇花用的喷雾器也可用，将水分均匀地喷洒在干燥的衣服上，这会节省很多时间和精力。

压平是熨衣服的技巧。对于苏格兰粗呢制的衣服、毛制品和其他由于太笨重而不容易熨好或容易熨焦和磨亮的衣服，可将熨斗加热至高温，垫上一条干净、潮湿、不起棉絮的布——茶巾很好用，也可用一小块老旧，但是干净的棉质床单。步骤如下：将衣服放在烫马上，在上面垫上湿布，这个工作一定不能疏忽了。熨斗压下，举起来，再次压下。不要在布面上滑动，持续压到布干了、衣服平整了为止。必要时，经常将布弄湿，以免衣物不小心烫焦。衣服烫好后，把它们挂在衣柜前，让它们吹吹风。有蒸汽熨斗的话，就可用干布覆盖，对于质料特轻的衣物，这个方法是最好不过了。熨衣服上的褶皱时，先将夹缝弄整齐，务必吻合原先的褶痕，不然熨完以后会使衣服变得很难看，以致前功尽弃。

熨衬衫先熨领子，由领口向中间烫，并熨向背面，不能急，慢工出细活。熨袖子从肘下的缝线开始，用熨斗的尖端熨平袖口打摺的地方，并由袖口处往肩部方向熨烫。先熨前片，再熨后片，在折叠前，先将衬衫挂起来吹吹风。将前片折向中间，将袖子摺到背部，衣身由下往上摺，袖子在里面。这样就完成了熨衬衫的全部工作了。

熨长裤，熨口袋。将裤子的前半截套入烫马，方便熨平。将裤子从裤腰到裤脚管拉平，使缝线在中间、褶痕在两端折叠起来，熨平裤管的内侧和外侧,这步工作需要耐心。将裤子翻转过来,另一裤管如法炮制。这也是重要的一环,不要把两裤管弄得差异太大。

熨被单。将被单折成四折(对折再对折),熨上、下两面。然后将内层翻出来,再熨。将湿被单每个角拉平(得2个人才能折叠、抚平),放在温暖的地方晾干,或放到通风的橱柜里,记住必须是通风的橱柜,不通风的话就麻烦了。

T恤、长袖棉线衫的简便熨烫方法。趁T恤、长袖棉线衫还有点湿润时,折叠好平放在温暖的地方使之晾干,就不必再熨,岂不是省事多了?

干洗后的衣物是否留有毒素

干洗并不是真正干燥的、不用液体处理的洗涤方式,干洗的机器使用某种可溶解脂肪、油和蜡的溶剂来洗涤。事实上,干洗机器与洗衣机功能有相同之处,只是用干洗液取代了水,而且干洗也能除去可溶于水的污渍,例如,汗、食物或饮料的污迹、烹调时溅上的污渍、泥、血、油及石墨等。洗衣店所用的干洗剂主要有4种:三氯甲烷、四氯乙烯、氟碳物以及白酒精。四氯化碳曾经十分普遍,但后来被发现含有剧毒,便不再用于商业机器内,并且规定业者绝不可再度使用,甚至不可存放在家中。

目前最常用的溶剂是四氯乙烯,它对很多种衣物、家饰及布料都有令人满意的洗净效果。其次常用到的溶剂是氟碳物,它的药性不那么强烈,也不会溶解纽扣、边饰、镶边或夹层。它的沸点低,在稀释使用后,可以再利用。对于丙烯类纤维和其他对热敏感的纤维、仿小羊皮织物和毛,氟碳物是最佳溶剂,它在比一杯热茶还低的温度下就沸腾了。但是,氟碳物显然不合乎"环保"概念,而且在10年内可能逐渐被淘汰。

大体来说,以脂肪为主要成分的污渍,光用溶剂是无法溶出的,适当的水也是必需的。然而,毛料绝不可以沾到水,最重要的是,要让洗衣店的员工知道该布料确实是毛品。

干洗机运转时,溶剂可以溶解油、蜡及脂肪,释放出灰尘颗粒。在4~7分钟之后,溶剂就会自洗衣筒内流出,这样衣物也等于脱过水了,接着在干净的溶剂中洗净,并以很快的速度旋转脱水。在翻转时,热空气吹进滚筒内,烘干衣物。使用四氯乙烯溶剂时,干燥温度大约60 ℃,但使用氟碳物时,只需30 ℃即可,比较节约能源。在整个干洗过程的第二阶段时,可添加洗洁液,使之均匀地散布于水中(如果用水),并让灰尘的颗粒悬浮在上,以避免它们重新回到布料里去。

目前,干洗使用的都是不具可燃性的溶剂,它们同时也是麻醉剂,少许溶剂就能让人头痛、晕眩,甚至意识不清,所以使用时要小心谨慎才行。

自助洗衣店内的投币式干洗机,并不如洗衣店里较复杂的机器有效率。它们的溶剂通常没经过蒸馏除去杂质,很多只是过滤一定分量的污物,而且可能没有清洗的过程,所以它们不能除去所有的污点和污渍。最困扰人的是,洗完后还得拿回家自己熨烫,太费心力了。对于窗帘、外套、毛毯等,用自助干洗机来清理,是比较经济的方法,但是精致或昂贵的衣物,是不该放在自助干洗机内清洗的。

使用投币式自助干洗机有几点要注意:投币式机器一般有固定的负荷量,请按照标示,不要让干洗机负荷过重。将衣服从机器内拿出来时,要确定衣服已完全干了。如果放的衣服超过机器所能容纳的量,那么,取出来的衣服就可能不会很干,因而会留下残余物,这些有毒的残余物蒸发,会让人头晕目眩甚至神志不清。如果机器在预定时间之前停止了,立刻通知店员过来,自己处理有可能造成破坏。别将柔软的填充玩具放入干洗机内,因为需要较长的时间才能让它们完全干燥,如果不够干,它发散出的气味对抱着玩具熊睡觉的孩子来说,可能造成致命性的伤害。

在使用干洗机前,要仔细阅读其操作手册,确保安全。

选择放心的干洗店

好的洗衣店并不容易找到。找一间能提供个人服务的店,好处是能直接从拥有机器的店主那里得到指导,而且还可能提供修补及钉扣子等服务。有些洗衣店会为格外细心的装修收取实际上属于额外的费用,对特殊衣服而言,这也是值得的。在洗衣店所提供的一系列服务中,大部分工作都需要人工处理,而且"去除衣服上污垢"的任务必须由熟悉布料、化学作用、污渍起因及技术纯熟的人负责,因此,费用并不低。有些污痕经过一般的洗衣过程就会消失了,仍然存在的污垢能在熨烫前处理的话,通常也不会固定下去,但是旧的顽垢可能很难去除,好的洗衣店一般都会告诉顾客这种情形。

另外,蒸汽熨烫及定型的工作也需要使用各式各样的熨衣机、整理压平机,以及特殊的小器具和熨斗,这些都要靠人工完成,打褶也要靠手工,衬里、衬裙及所有精致的衣服都是手工烫的,所以干洗店的专门人员通常娴熟于套装的熨烫、打褶,以及丝质衣物的整理。大多数洗衣店展示的价目表包含的是送洗的一般项目。一般而言,价值昂贵的衣物,商家索价也特别高,但这也是无可厚非的事情。

干洗店有特别服务项目。很多干洗店会进行简单的修补和修改工作,更换纽扣的费用也许会包含在整个清洁费中或额外加收一点费用。很多洗衣店会为顾客更换新的拉链,有些洗衣店的服务做得比较好。所以应花点力气寻找适合的商家。织补是一项特殊的服务,织补用的液体可能是防皱加工的树脂或防水加工的药剂,使用特殊的整饬方法,将衣料型式和样子修葺一新,使褶裥更牢固,这对老旧的衣服特别有帮助。然而,很多衣服都不需要织补,如针织、毛料或薄料都不能织补。干洗本身是防蛀的最好方法之一,但还可请洗衣店提供另一种防蛀服务,效果可以持续到下一次清理之前的特殊处理方式,它的防护更周到。

哪些材质的衣物必须干洗

(1)必须干洗的衣物种类

毛料在洗涤或干洗时需要特别留意。毛线有一层鳞状物,会在水中互相排挤而导致衣物缩水,而且编织得愈松,毛料就愈可能会缩水。缩水之后,就不可能恢复原状了,所以送洗的毛料衣物一定要事先告知洗衣店的员工,这样,他们才不会把水加入溶剂中混合。

家具用织物。窗帘、长绒薄呢、绒毛制的褥垫、枕头、坐垫、宽松的套子等,可以由专业洗衣店处理。地毯和室内装饰品可以请清洁公司到家清理,但有的清洁公司宁可在自己的工作室里面完成,因为这样才能更彻底地处理,使顾客更满意。昂贵的手工编织地毯最好由专家来处理。有些清洁公司会为窗帘、室内装饰品及舞台装饰等做防火加工,这项处理工作在每次清洁该项物品后,都必须重复一次。

皮件及仿羊皮织物。皮件及仿小羊皮织物的清理是非常专业的,洗衣店处理各种皮衣(包括羊皮在内),其间经过特殊的清理过程,再施用特殊的烘干法。仿羊皮及羊皮清洁后,最好经常用油擦拭保养,以使皮质柔软,亦可喷上染料使褪色的部分恢复色泽。很多干洗店将仿羊皮及皮件的清理工作外包给专业人员。仿羊皮及羊皮衣物的袖口及衣领附近,一旦有污垢泛出,就得马上清理。一件衣服如果弄得很脏的话,洗衣店将它彻底洗净的可能就很小了。仿羊皮织物及皮件,只能用四氯乙烯或氟碳物来清理。大多数的洗衣店会对修补袖口、领口或口袋额外收费,有些还会修整穿着时不慎破坏的颜色,而且一般都会钉上脱落的扣子。如果衣服是第一次清洁,要告诉洗衣店的人员,洗理人员可用喷漆稍加修饰,让它外形美观一点。清理之后,保存在干净的棉布里。不要用塑胶制品保存,因为皮革的气孔需要通气。

天鹅绒。虽然天鹅绒可以水洗,但干洗的效果更令人满意,而且当它们湿了之后,常重得难以摆弄,所以干洗是最好的洗洁方式。

唯一环保的干洗法,就是尽量少用或完全不用以溶剂为主的干洗机。还有,尽可能不要买经常需要干洗的衣服,也不要将可用水洗的衣服干洗,还是花点力气水洗较好。

(2)出差错之后的补救

虽然大多数洗衣店的工作效果是相当令人满意的,但是如果出了差错,我们在法律上有什么保障?下面介绍一下这个方面的相关知识。

按惯例,如果由于洗衣商人疏忽而遗失或损坏了顾客的物品,他应按该物品遗失或损坏时的市价赔偿;如果该衣物只是受损,稍加修补就可使用,洗衣商只需要负责修补费。

洗衣商的赔偿义务,在疏忽也就是违反职责所在或契约的时候必须履行。不管是行业惯例还是契约内规定的,洗衣商对于托付给他的物品都必须善加照顾,或使用适当的方法去处理。

当然,不能期待洗衣商为有瑕疵的产品(比如褪色、制造时布料过度伸张、脱线,或处理标签标示不正确的衣物)负责,除非由于他们的疏忽而使损害扩大。原先的使用不当(例如加了不适量的漂白剂,酸性物质沾染等),以及未被识别出的错误操作(例如窗帘长期曝晒在光线下,色泽变淡),洗衣商是不会负责的。

如果拿回来的衣服穿不上、染上别的颜色,或变得软趴趴的,要找出是谁的过错可能很难:可能是洗衣商用错溶剂或用了不洁的溶剂;也可能是制造厂商没有标示清楚或衣服制作的很差;甚至也有可能是因为先前洗涤时没有将肥皂洗净;或在除去污垢的过程中,伤害到衣服等等,如果能肯定不是自己的过错,就要立即提出索赔。应该保留相关的文件、书信(包括所有书信的影印本),将所有电话交谈的内容记录下来。如果该洗衣商是工会的成员之一,可向工会提出申诉,请他们仲裁。最后,可透过乡镇调解委员会或法院,要求有关的人或厂商赔偿。

第二节

清洁家具用品，保护家人健康

经常稍微整理一下，是清洁家具和室内装饰物最中肯的建议。时常拂尘和吸尘，有任何物品溅洒就立即除去，会让家具寿命延长，外观亦较清新。清洁剂和光亮剂用量愈少愈好，吸尘时小心谨慎，尤其对布制的室内装饰品。

木制家具污渍的清理

所有漆光、打蜡或未经处理的原木家具，都需要定期清理以保持状况良好。时常拂去家具光面上的灰尘，是保养贵重木制家具最不可忽视的步骤。注意要彻底去除灰尘，而不只是拂拭两三下就了事。使用干净的吸尘器或掸子，用过后须到外面抖干净。清理贵重家具不要使用鸡毛掸子，因为破裂的羽毛可能刮伤其表面。

打蜡实际上并不能渗透或滋润木制品，它只能保护家具的表面，增添耀眼的光泽，伴随而来的光辉有助于拂尘。所以使用任何种类的光亮剂时，都切记要愈薄愈好，以显示木材的纹理，而且预防蜡的厚薄不匀，否则会导致灰尘的积聚。打蜡前用湿布蘸白酒精去除旧蜡。用雪米皮浸泡在掺加 1 汤匙醋的 300 毫升水中，用以去除油渍。用软布蘸少量的蜡涂上后，再用清洁的干布擦亮。

老式家具不可使用太先进的家具乳液，因为其中的乳化剂可能会伤害木材。合成家具亮光蜡是由化合物制成的，其本身并不危及环境，但其添加的合成溶剂和香精则会危及环境。除了环保因素外，喷雾剂的溶剂经高压喷出后可能会损伤光面,使用了太多蜡的地方,家具会呈现雾面,这是难以改善的。

法式打蜡约在公元1820年由英国引进,其溶剂是以虫胶溶于含甲醇酒精而制成。用这种溶剂上过蜡的家具,看起来比闪闪发光的镜面还要光滑。酒精溅到法式打蜡的表面,会把蜡去除,所以应立即擦干酒精,再以手掌擦拭该地方。这样处理后会有些油滑,可以弥补该处的亮光蜡。别使用油布或处理过其他污秽的除尘器。以浸过温水清洁剂、拧干的抹布,或滴上醋的干布去除粘胶的痕迹。时常用微量的家具亮光乳或亮光蜡打光。

用大量蜡、松节油和颜料的混合液涂在木材上,然后使劲地擦亮,会产生非常光滑亮丽的效果。与法式打蜡处理过的家具相同,也需要使用干净的除尘器及未染色的亮光蜡处理。橡木和桃木可以用蘸温啤酒的布来擦拭。

有时实心原木会用做厨房的梳理台,用枫木和桃木做的较普遍,亦有用柚木和松木做餐桌的。用布蘸醋拭表面的污渍,但擦过后须擦干,别让它湿漉漉的。在硬(重)木的表面涂上一层薄薄的柚木油或亚麻油,用油块沿着木材的纹路搓揉,如此一来,木材不仅不会干枯,且能免于受潮或玷污。每隔6个月保养一次即可。柚木油和亚麻油易燃,使用时远离火源,用过的布块应该丢弃。用干净的硬毛刷子蘸清洁剂来刷洗松木桌。

布料家具的清洗

(1)布料家具清洗要领

压克力家具用中性清洁溶液擦拭,用金属光亮剂擦拭刮痕。布制装饰品正确清理的方法是定期清理,这和纺织品差不多。累积在纺织品表面的污垢、灰尘、汗水、发油等,会损伤布料,造成损坏后就得大费周章才能洗净污秽。因此应每周使用吸尘器吸拭椅垫、扶手、椅背和隙缝。吸尘前,用塑胶苍蝇拍轻轻拍打布制装饰品,拿鸡毛掸子来拂打灰尘。在有污渍溅洒到上面玷污布料前,应马上处理。动作快的话,很多污渍能很快去除,稍一迟延,就难处理得多了。时常翻转椅垫,磨损的部分才会分布均匀。每年清洗座椅 2~3 次。勿用吸尘器处理有流苏、镶边或饰用珠串、亮片的装饰品。请勿使用有超强吸力的真空吸尘器,小型、手提式吸尘器是清理室内装饰品最佳的机种。使用吸尘器清理时不要用刷面来吸灰尘。

清洗步骤:尽可能使用吸尘器除去表面的灰尘,留意棱角、缝合处和饰边;采用适合于洗涤布制装饰品的清洁用品,清洁地毯用的洗涤剂亦可,但只用泡沫式洗涤剂,以免让装饰品湿漉漉的;不论采用何种产品,请依厂商指示使用。在不显眼的地方测试布料会不会褪色,把微量洗涤剂涂在上面,搁置一会儿,然后用棉纸轻拍,如果棉纸没有烙上颜色,那么继续使用该洗涤剂,如果褪色了,必须小心地清洗,或送请专人处理;一次只处理一小片地方,尽量少加些水在清洁液中,这样才不会弄湿内部的填料;强韧的布料可以用湿毛巾(不是湿漉漉的)用力擦拭表面,用以去除残余泡沫和松散的污垢;精致织品请勿用力擦,而改用干净的白棉纸来吸干;用微温的水洗涤污垢,再用土耳其长绒毛巾吸干水分,切记不要让布料湿漉漉的;等它干了之后,再用吸尘器彻底吸净。如果清理后污点依然存在,须以干洗溶剂来处理。

布制装饰品清理的方法很方便。泡沫式洗涤剂是最方便的清洁用品,因为它们干了以后会把污垢拉长,并与之形成结晶体,吸尘器很容易便可将结晶体吸走。用涂刷或软毛牙刷来处理顽垢,精致饰品不要用刷子,而是用海绵代替。

把新做或刚洗过的布制装饰品加以抗污处理,以免它很快就被弄脏了。很容易玷污的地方可加上一层保护用的套子。使用有伸缩性、可以移动的套子装上,便于拆卸和洗涤。

布制装饰品的清洁方法也十分环保。尽可能不要使用喷雾式洗涤剂和去渍剂。减少清洁剂的分量,别混合太多剂量,以免形成浪费与制造更多污染。洗涤后,用加了 1 茶匙醋的清洁剂来处理残余的污渍。这些都是环保的体现。

(2)特殊部件、特殊用品的清洁处理

椅垫:分可拆和不可拆 2 种,可拆的椅垫,定期拆下来清洗。假如使用洗涤剂或干洗液清理不能拆的椅垫套,不要弄湿了里面的填充物。用羽毛作为填充物的椅垫不可水洗,否则羽毛会将椅垫戳破。木棉不要水洗,否则它会变得皱巴巴的。

皮革椅套:定期拂尘或用吸尘器吸取灰尘。用洗皮革专用的马鞍皂清理脏的地方,尽量少用水。干了以后,用软布擦亮。深色皮革每 6 个月用蓖麻油擦一次,以防止皮革开裂。先清洁皮革,用脱脂棉块或指尖蘸少量油涂上,均匀擦后再除掉多余的部分。浅色皮革可用凡士林擦拭。皮革家具不用打蜡,因为它不会被吸收。必要时,可以用鞋油取代它,但须擦匀,并擦掉残留的油,这样做才不会沾到衣服上。有些皮革会呈现极干涩的外观,尤其当家里使用中央暖气系统时,用脱脂棉块涂上适当的皮革保养剂,置放24小时,等皮革吸收之后,再用柔软、干净的布擦亮。用海绵蘸醋及掺有微量氨的清水擦,趁还湿润时,用抹布蘸蓖麻油擦,等皮革干后,再用亮光蜡磨光。使用任何种类的皮革修补剂时,都千万不要碰触到浮雕镀金的部分。

宽松的布套:用棉和亚麻制成的较大的套子,用家里的洗衣机洗太麻烦了,而且又不容易晒干,所以应送请洗衣店清洗。以熨斗烫平套子的背面,这样才不会发皱。然而,宽松的布套不容易烫平,因为它又笨重又宽大,所以这也是送请专人洗的原因。

塑胶和乙烯基尼龙制品:用合格的乙烯基尼龙座椅去污粉来清洁椅套。办法是在水里加些许的中性肥皂擦拭痕。

绣帷和刺绣:价格不菲的针织绣品或磨损的绣帷,应送请专家处理。用弱吸力的吸尘器来吸取针织花边的灰尘,不要使用其他的处理方式。不要用力摩擦织物表面,仅保持吸尘器能吸取灰尘即可。不要用吸尘器吸取刺绣品上的灰尘,应用温热的米糠覆盖数小时后,抖掉。刺绣或精致织物上的灰尘,可以使用婴儿用的发刷轻轻刷干净。

陶器、瓷器、石板等用品的去污法

清洁有浮雕的陶瓷器可用留下来的旧眉毛刷或化妆刷清洁。用蘸有小苏打的软布来除去杯内或茶壶里的茶垢及咖啡渍,虽然也有其他合适的物质,但使用小苏打是较便宜又自然的方法了。

陶器、石器等器皿,比精致的陶瓷还坚固、耐热,不会因热水或长时间的浸泡而受损,可以用洗碗机洗涤。未上釉的陶器不可用水洗,用湿布擦拭即可;部分上釉的碗盘须用手快洗,不可以浸泡太久。瓷器放入洗碗机前,先确定它是否耐洗。旧瓷器浸泡在水中,可能会软化其色泽,并会损坏涂金的边饰。

瓷器、搪瓷:该类制品的每个花样的设计都是用纤丝摹绘其轮廓的。它的清洗方法与细致陶瓷相同,即使用清洁剂和水来洗涤,清洗后再用软布擦干,不要用百洁布或颗粒粗糙的去污粉。

漆器:用微湿的布擦拭,用清洁软布涂上微量的家具亮光蜡,再用干净的软布轻轻擦亮,每年一次。漆假漆的家具拂去灰尘即可。

雪花石膏:类似大理石,时常制成灯座及挂饰,处理方式与大理石相同。注意不要用液体浸泡,因为雪花石膏是多孔的,会吸收水分,吸水后可能会令它变质。

石板:用中性洗洁溶液洗涤石板工作台,然后涂上微量柠檬汁以使其更具光泽,再用干净的布擦拭,除去多余的油分。除了用油脂外,还可以用乳液来增添光泽,随后用干净的布来彻底擦匀。石板工作台可以用特殊的蜡封剂修饰,这样一来表面会变光滑,且不变暗,而且防尘。

大理石器具和表面:打过蜡的大理石只能用微湿的软布来拂尘或擦拭,古董大理石应请专家处理,以免损坏它。脏兮兮的大理石,用浸过中性洗洁剂溶液的软布来清洁,但只擦一次就够了,否则大理石会变色。若泼溅上东西,如饮料、化妆品等,都应尽快清除掉,因为它们极易在大理石上留下污痕。用柠檬汁或醋来清除污点,但停留不能超过2分钟。谨守"少量、经常做"的原则,洗净后立即擦干。由茶、咖啡、化妆品、烟草、树叶、色纸和墨汁所导致的有机污渍,可以用过氧化氢来漂白。先用脱脂棉花涂上少许,仔细观察,看看是否会起反应,如果会,就不可以把它留在大理石上太久。深褐色油渍,可用干洗溶剂加上石灰粉并调制成糊状,覆盖在污点上数小时,再将它擦去。这个方法并不一定是绝对有效的,但至少有些帮助。锈蚀斑点可以用同样的方式处理,只要在其中添加褪锈剂即可。轻微的刮痕可以用合格的大理石去污粉处理。

玻璃器皿类:放一小杯白醋于洗涤水中,会使玻璃器皿更光亮。热的醋可去除玻璃器皿上的漆斑点。

玻璃花瓶:有很多方法可以除去青苔、水渍和其他的污点,窄口的容器清洁起来不太容易,但方法还是有的:将茶叶和醋一起放入瓶中,摇一摇后冲洗晾干;将瓶中加满水,再添加 2 茶匙家用氨水,隔夜后再冲洗即可;往瓶中放入一些海砂和细颗粒砾石,再加入洗涤剂和温水后充分摇动,并放置数分钟后再摇动,直到沉淀物均匀扩散为止,要确保沉淀物扩散均匀。清理婴儿的奶瓶应使用合格的消毒器具,并根据厂商的指示来清洗。

木料和塑料制品去污法

木制碗、箱等请勿在水中清洗,因为木器吸收水分后会产生裂纹。用微湿的布来擦拭,并使用软毛刷清除雕刻品上的灰尘。必要时,加以微量的橄榄油和柠檬汁处理,效果会比较好。篮子常用吸尘器除去灰尘,用温水好好刷洗一番,大约 1 年 1 次,或用庭院用的水管冲洗,以防止藤条干裂。最好置于阳光下充分晾干,软木放入沸水中消毒。较大型的软木制品(如冰桶),可以用较细的金刚砂纸或砂布来擦。亚克力塑胶及玻璃纤维用温热的清洁剂清洗,不要用摩擦物及干洗溶剂。刮痕可以用少量的金属光亮剂来掩饰。

所有塑胶制品都很容易清洗,可以用浸过温热洗涤剂的布,拧干后擦拭。以三聚氰胺制造的盘、杯、广口瓶、餐具柄等,耐用、美观、无味、无毒、无臭。沸水不能损坏它,所以可以把它放入洗碗机内洗涤。总之,它不太容易聚积污垢。用手指或旧牙刷蘸少许牙膏来除去顽垢,不要用去污粉或钢丝球刷,因为三聚氰胺极易被刮伤,用过硼酸钠除去顽垢的效果也是有目共睹的。较浅的污垢可以用小苏打清洗。尼龙餐具和陶器可以放入洗碗机内清洗,可以把尼龙刷子煮沸。如果不能确定它们是尼龙制的,不要煮沸或放入洗碗机内,因为亚克力或一般的塑胶制品耐不住这种处理方式。盛放咖啡或茶的尼龙用具,应尽快洗净,以免形成永久的污渍。清洗时不要用摩擦物。

灯罩应定期使用抹布、鸡毛掸子或吸尘器的刷子拂去灰尘。以玻璃纤维制成的灯罩应用湿布小心轻柔地擦拭。玻璃灯罩用蘸过醋水溶液的抹布擦去灰尘,不失为一个上佳的选择。对于昂贵手绘丝质灯罩,则只能干洗,冷水不但会损坏其花纹,还会留下难以去除的水渍。厨房灯罩比其他种类的灯罩更油腻,应使用强力清洁剂(如地毯洗涤剂),用高浓度的溶液来清洗,也可以用白醋反反复复地刷洗,但耗费时间较多。羊皮纸灯罩较为罕见。真正羊皮纸是由小羊或绵羊皮加工制成的,用蓖麻油保养一下,可以防止因环境、温度变化而导致的龟裂。仿羊皮纸灯罩需要用湿布擦拭,干布很容易刮伤。廉价的塑胶灯罩可用浸过肥皂水的布擦拭,稍后再用干净的湿软布擦净,最后用柔软的布擦干。由丝、尼龙和人造丝制成的灯罩可以手洗,如果灯罩是缝合的,不是完全粘在铁制灯架上,同时上面的人工镶边也不会遇水褪色,那么,应把灯罩浸在加少许中性肥皂或用洗涤剂稀释后的溶液里,并立即取出,然后在温水中以同样方式清洗。这样既方便也省钱。将罩子竖在毛巾上晾干,最好放在电热器前使其快干,这样可以防止生锈。牢固地粘在架上的丝、尼龙和人造丝制灯罩不要等到特别脏时才洗,否则其后果是洗后会变形、掉色。

常用皮革制品清污窍门

纯动物皮制品要用软布浸过肥皂水,拧干后小心擦拭,或以软布沾土肥皂小心地擦拭干净,用清理皮革专用的肥皂效果尤为显著。用干洗溶剂可去除不慎留下的油渍污渍。常用羊毛脂、蓖麻油保持皮革的柔软程度,最好在清洁之后,皮革还微湿将要干的时候涂上薄薄一层。用中指食指或软布施以恰当力度擦,然后等其渗入皮革内。如果想要皮箱光滑亮丽,最好用羊毛脂、蓖麻油或两者混合而成的溶剂,使用效果会出乎意料得好。

手提包:无论是女用时装包或男用的公文包,不用时,用揉皱的报纸填塞以保持原形,切记报纸不可过多或过少。

皮革:使用皮革专用的清洁肥皂来清理把手,然后用皮革保养剂来擦拭,再用软布轻轻擦亮。如果有磨损的地方,就以有颜色的鞋油来填补,让鞋油分布恰到好处,遮掩磨损。

鞋和皮靴子：可用柔刷磨亮。用软毛刷清除表面的污垢，雨季靴子上的泥泞则要等其干了以后再用硬刷子轻轻刷去。最后用天鹅绒包裹的棉垫来擦亮。

漆皮：用软布蘸清洁剂擦干净后，干透再用干的软布擦亮后上蜡。由于蜡会使皮革发生干裂，破坏纹理，所以可以在靴子表面涂少许乳液替代，凡士林亦可，然后再擦亮。

软羊皮：以特殊鬃毛刷、橡胶或麂皮金属刷，以画圆的方法刷净污垢。动作要轻柔，否则会损坏表面，并且难以修补。

家电用品清洁窍门

普通的电热毯和电暖坐垫：为确保安全，每年由制造商为电热毯做一次安全检查，根据制造厂商的指示来清洗或清洁电热毯，也可找专业清洗店代劳。忌用干洗剂，因其可能会损坏绝缘电线，致使漏电。电热毯忌用防蛀剂，因其中的化学物质的挥发可能会损坏电线，使电热毯失去供暖效果。不用时皆应置于塑胶袋内。

可洗电热毯：假如是用手清洗电热毯，先轻轻抖一抖久积的灰尘，然后置于温水和稀释的洗涤剂中浸泡 10～15 分钟，期间轻压 2～3 次使其浸透。以同样方式洗涤 2～3 次，切勿扭或拧，此举会损坏电线。

冬季用的电热器：会因积尘而降低电热器效率，增加耗电量，多付额外的电费，所以要勤于清洁。在拂尘、清洗或磨光前，务必先切断总电源，以防发生不必要的事故。假如电热器有风扇，每 6 个月上一次油，可以保持叶片光亮如新，运转灵活。

家用烤箱：烤盘难以保持长时期光亮耀眼，因为粗糙和灰暗的烤盘较易吸热而留下痕迹。在用洗洁剂和水洗涤后，应彻底擦干。将烤盘放入小苏打水中煮沸 3～5 分钟，易于去除烤焦的食物残渣；或将烤盘浸泡在含有清洁剂的水溶液中，数小时后，再用盘刷唰去残渣。

蒸汽熨斗：由于现在的电熨斗底座都是易传热镀铬或铝制的，虽不会失去光泽，但会沾上各种残渣，使用时相当不平顺，因此一定要清除，否则熨烫时不顺,会导致精致的布料受损,将得不偿失。烫完后,在清理之前先拔掉电源开关。再将熨斗放回原处,放时应以熨斗的跟部为底竖放。熨烫暂停的时候也要竖立着,以免浪费蒸汽,同时余热久积亦会有损电器。底座不慎沾上糊状物时,用浸过热的清洁剂的抹布,拧干后擦拭。一旦尼龙和其他人造纤维遇热熔化附着在底座上时,可将熨斗加热,然后拔掉电源,趁热用木制汤匙刮去熔化后的残渣,忌用尖锐的器具,尤其是刀子,以免留下永久性刮痕。为使熨烫效果更好,应不定期用蜜蜡摩擦底板,然后用棉纸拭去多余的部分即可。喷水孔堵塞时,可用大小合适的缝衣针逐一疏通。

枝形吊灯架:要经常拂拭灰尘,根据材质选择适当清洁剂清洗。清洗前请务必关掉总电源,逐一卸下灯泡,分别清洗干净彻底,与此同时,检查天花板上固定物和链子是否状况良好,做好定期检修工作,以防隐患。棉质的抹布快速浸过醋水或稀释后的酒精溶液,轻拭每个悬挂物。水晶灯最简洁的处理方式是用一杯热水加少许醋,浸泡每个下垂的坠饰,然后风干。为了避免滴下来的水滴脏了地板,在地板上铺上防尘布或塑胶布来承接。

电话:要经常去尘,不定期地用湿布蘸洗涤剂擦拭,并用柔软干净的布擦干,这样的清洁十分必要。

电视机:在清洗之前,先拔掉电源开关,避免触电。将抹布浸过稀释的清洁液,但抹布不可太湿,清洁液一定要稀释得恰到好处,过浓有损屏幕,过稀则达不到清洁效果。擦拭屏幕,再以干净、不起静电的布擦干,这样是为了防止刮伤屏幕。切忌使用有机溶剂、化学去污粉或家具光亮剂,以免损伤屏幕,重要的是确定除尘器具上不带沙砾,以免导致永久性刮痕。

厨房杂物清除窍门

通常家用的珐琅壶和锅是将特殊的玻璃熔于金属基座上的。由于珐琅容易破损,温度突然改变,可能引起物理反应导致裂纹,所以使用冷锅需慢慢加热,稍待片刻。热锅不可放置于冷的表面或加入冷水,如此会爆裂。清洗珐琅质的盘、锅、杯子时,应使用温水和清洁剂,忌用金属刷,以免刮伤用具,无法修补。或用软毛刷,禁用去污粉或任何摩擦物。假如食物残渣粘于珐琅器皿上,浸泡于水中数小时即可轻易剥落。一旦食物烧焦了,将冷水倒入锅内,加数茶匙小苏打煮沸,并任其沸腾一段时间之后,再进行清洗,洗后擦干即可。常见的轻微污渍通常可以用湿布蘸小苏打轻轻擦拭,之后用水洗净即可。下面是部分厨房杂物的清洁方法。

茶壶:茶壶类别很多,以廉价铝制品为例:用硼砂兑水,煮沸后,依平常洗涤方式清洗。

易碎陶瓷器:湿布块浸于小苏打水中,用来清洗内部,再用沸水冲洗干净。

常用铬制品:先将布放在白醋中,然后浸泡在盐水中,用来清理内部,再用沸水冲洗干净,直至彻底干净。

银器:用热水及硼砂清理内部,即在600毫升的热水中加入30克硼砂,在壶中搁置1小时,再用洗碗刷清洁。壶嘴宜用洗瓶刷清洁并彻底冲洗干净,再用软布擦干外壳部分,依传统银器的处理方式来清洁即可。

咖啡壶:养成每次用过后应立即清洗的习惯,否则前一次调制后残留的渣液不但会使新泡的咖啡有股苦味,而且长久会污及壳面。咖啡壶的表面可以用蘸清洁液的软布擦干净。切勿将电器零件弄湿,杜绝事故产生。不要将残剩的咖啡和茶叶渣倒入洗涤槽内,这样会将排水管堵塞,造成不必要的麻烦。

家中小件清洁窍门

天然海绵。浸泡在温的肥皂水中,或用添加清洁剂的水冲洗干净即可。假如嫌肥皂滑手,就放在加入清洁剂的水中煮沸,待其冷却后,再彻底洗净。切勿漂白,否则会有损材质。也可浸泡于盐水或小苏打水中24小时,隔夜,再放入洗碗机内洗净。常用的塑胶海绵在1 500毫升的水中加入50克的家用氨水来清洗。此举不仅能恢复其色泽,还能彻底消毒,也可以用稀释的洗洁剂或过氧化氢溶液,但切勿以强力漂白剂或清洁剂洗涤。

日用合成或橡胶制的海绵抹布。每次使用前先浸泡片刻,因为干燥时易碎。使用完毕后用水彻底洗干净,然后挂起来充分晾干。置于低温,避光处,防止橡胶软化变形。

其他部分家用物品种类及其清洁办法如下。

（1）扫帚和畚箕

将它放入掺加少许洗涤碱和清洁剂的温水溶液内浸泡后清洗。如果扫帚是尼龙或塑胶制品,洗过几次后,浸泡于一桶溶有 50 克食盐的水中,以增加毛鬃的韧度。

（2）垃圾桶及踏板式垃圾桶

现代人的生活方式是在垃圾桶内衬塑胶袋或纸袋以承接垃圾,在垃圾将满未满时,予以清除并将袋口捆绑,如此可保持垃圾桶干净,减少清洗的次数,并有效减少细菌繁殖且环保并有利于垃圾回收。戴上手套使用热的清洁剂清洗垃圾桶,必要时使用一点消毒剂,冲洗干净后,让它自然风干。消除垃圾桶异味的方法是用研磨机研磨半个柠檬或将柠檬切碎,然后丢入垃圾桶就可以消除难闻的异味。

（3）水龙头

水龙头是每天必用的,所以更应注意它的清洁工作。在湿布上滴几滴石蜡可以保持铬制水龙头的干净。石蜡不会留有异味。之后水龙头就会长亮如新,此后无须再使用金属光亮剂。醋或柠檬汁因属酸性物质,也有相同功效。

（4）烛台

烛台忌用刀子刮除蜡油。将温水倒入烛台内,旧的蜡就会被软化,然后可轻易地去除,必要时用硬度适中的毛刷或者用软布裹在手指上轻轻地刮,就可以把烛台内外的蜡完全去掉,不会留下刮痕。不要把满满的或中空的烛台立在水中。

（5）肥皂盒

肥皂盒是容易积聚肥皂残渣的地方,且较难一次洗净。可将 100 克结晶状的洗涤碱溶于 5 升热水中,用来浸泡肥皂盒,数分钟后再以刷子或指甲刷用力刷,随后以清水洗净,晾干即可。

（6）烟灰缸

清除烟灰缸内所有残留的垃圾,将烟灰缸（与其他待清洗的物品分开）

放入温的清洁液中,然后根据其材质酌情处理。

(7)假花

假花比鲜花在某种意义上更具生命力,清洁方法是:将盐倒入大纸袋内,将花放入,上下猛烈摇晃抖动,类似于在肯德基餐厅内食用摇摇乐薯条,污垢就会转移到盐上。也有许多人造花可以水洗,所以方法更为直接,购置时应先咨询。将可水洗的花整株浸泡在温水和含洗涤剂的溶液中,静置片刻,再搅动片刻,取出冲洗干净即可。

(8)眼镜

定期使用温水加肥皂去除从皮肤和周遭环境中积聚的油脂。以专用水毛刷清除眼镜边缘匿藏的污垢,再以合格的拭镜纸或面纸彻底擦亮即可。

(9)卷式百叶窗

用法兰绒沾面粉来擦拭卷叶窗,注意动作不可太用力。戴上棉手套,用拇指和各手指来擦拭叶片。如需更进一步清洁,可先浸泡在含清洁剂的溶液中。

(10)梳子

梳子是每日必用之物。在 600 毫升的温水中加入 1 小匙家用氨水,将梳子放入,浸泡数分钟,然后以指甲刷来刷洗。充分洗净后自然风干。

(11)日用发刷

为卫生起见,定期使用温的清洁剂做常规清洗。若是尼龙背把和尼龙刷可以置于溶液中煮沸,充分洗涤,自然晾干即可。

(12)日用鞋刷

因其工作角色特殊则可浸泡于添加了少许家用氨水和清洁剂的温水溶液中稍待片刻,洗涤后彻底冲洗干净,以头朝下的方式晾干。对付凝结的硬鞋油,最好也是最简洁的方法是,以少许白酒精浸泡后,放在报纸或旧的破布上反复摩擦,然后再洗一次。

贵重物品清洗指南

古玩和玉器去污小窍门

家中观赏收藏用的古董,与其他材质类似的物品的清理方法大致相同,只是力度尺寸需要掌握好,处理时要格外轻柔。假如不知道如何着手清洗,对它的材质有疑问,或担心会不会有所损坏时,最好应送专家处理,不要不明就里地妄自处理清洗。

龟甲、玳瑁的清洁捷径是滴一两滴橄榄油加在保养宝石的专用粉末上,调制成糊状,用软布轻轻涂在表面上,搁置数分钟后,确定其渗透,再以干净的抹布擦亮,依旧会焕然一新。仿龟甲可以用温的肥皂水来洗涤,再冲干净,晾干即可。

象牙、骨和角器这类贵重材质要时常以软布拂拭灰尘,或施以沾上稀释后清洁剂的布擦,再以干净的湿布细心地擦干,动作一定要仔细轻柔。不可直接浸在水中。象牙由于吸水性强,过湿会导致膨胀产生难看且永久性的裂纹,所以不可在水中清洗。应使用脱脂棉沾白酒精或含甲醇酒精来擦拭,然后用软布沾甜杏仁油擦拭以形成保护膜。象牙柄的刀不可浸在水中,也不可放在洗碗机内洗,只可放在盆内清洗,并尽快晾干,由于象牙遇水则吸,时间一长就会胀裂。象牙放置时间久了都会泛黄,尽管日光会延迟其氧化过程,但不可将该物品曝晒于强烈的阳光下,否则会导致象牙干裂,得不偿失。以布蘸过氧化氢溶液擦拭已泛黄的象牙,然后以软布擦干净,漂白效果相当显著,但不可经常使用。必要时旧象牙请专家处理,擅自处理的话会适得其反。

玉器是中国人传统的驱灾避邪之物,一般而言玉是钙、镁化合物,通常只需要轻轻地拂去灰尘即可。若很脏就可以用温热、有泡沫的肥皂水来清洗,可以用玉器和玻璃的专用洗涤剂清洗。一旦使用这种保养液,剂量愈少愈好,因为钙、镁化学性质易受改变,可于 4～5 升的水中加入 1 茶匙,并逐一清洁每件玉器。

黑玉乃是一种有光泽的黑煤,亦称黑琥珀,在英国维多利亚女王时代备受欢迎。柔软的白面包屑可以用来清理玉块,洗法与玻璃相同,前提是没有搭配其他会受水侵蚀的装饰品。翡翠,清洗时可能会暴露隐藏的裂纹,令玉石破损或产生裂痕,所以送专家清洗方为上策。要定期用软毛刷去除灰尘,不可用水,以免渗入里层损坏玉石玉质。玻璃,以温的洗涤剂清洁,不要用热水或沸水,以免玻璃因外界温度骤变产生裂纹。它的清洁方式相对而言较玉器简单,不要泡在水中过久,以免软化镶座。缝隙处污垢可用软毛刷去除。

宝石和钻石去污法

对于宝石这类昂贵物件的正确处理方式是随时保持宝石干净,并且分别用小盒子收藏为佳。尤其是钻石,它是自然界中最坚硬的物质,会损伤其他的宝石,金器和白银表面特别容易刮伤。如果盒子或容器不够时,可用无酸面纸,即通常的餐巾纸。热的水会使宝石的镶座膨胀,与宝石脱落,所以最好是用温水洗涤,可使宝石与镶座的接合毫发无损。再以松落线头的软布来擦拭,小心钩拉镶座联结点。不要以氨水擦拭珍珠或珊瑚,因为其中含钙。市面上有售专用宝石清洁液,但比起清水和一般清洁剂其价格自然要贵很多。遵照厂商的指示或商品说明书使用,清洁贵重和老旧的宝石应先征询专家的建议。以下是有关于特殊宝石清洁的建议。

一般的亚克力宝石可用蘸温水和清洁剂的软海绵来擦拭,用干净的湿布轻轻擦干即可。一点金属保养剂可以用来修饰补平宝石表面的刮痕。

琥珀可应用浸肥皂水的布在拧干后擦拭,然后立即擦干。因为水一旦干透留下的水渍会令琥珀晦暗,而琥珀亦会吸水,所以不可让它浸泡在溶液中。也可用白面包屑清除表面油渍,或用甜杏仁油里里外外全部擦拭一遍,此方法的优点是取材相当简单。

念珠串最好一年重串一次,必要时更换串线。用软毛刷沾小苏打粉清除颗粒之间的石头或小珠子。

海底珊瑚的处理方式与珍珠相同。

非常贵重的人造宝石可在温水中清洗(热水会使宝石因温度过高而龟裂),浸泡太久也同样会使黏合部分脱落。如果松脱的话,可用树脂粘回去。

对于钻石,必须非常小心地维护钻石切割面的干净,如此一来,光才会从每一切割面反射出耀眼的光泽,这正是钻石的魅力所在。用眉毛刷或非常柔软的牙刷来清除镶座背面的灰尘,动作要小心,否则会因不慎而导致刮痕。稀释的肥皂水加数滴氨水,将钻石放在滤茶网或裹在细薄棉布里(如香袋一般),然后浸没在沸腾的液体中,搁置一会儿后,取出来任其冷却,之后再浸入一杯稀释后的酒精,随后放在棉纸上让它自然风干,棉纸有吸水的作用。

玻璃手镯可以用不锈钢清洁液来擦亮。以雪米皮或擦珠宝的粉末轻轻按压。

观赏用蛋白石极易碎,必须小心处理,不要置放于温度容易骤变的环境中,以免产生裂痕。蛋白石应置于广口瓶中(或开口较大的容器中),再加入粉状的镁,轻轻摇晃后置放 12 小时,以软毛刷或眉毛刷来刷除粉末,再用水洗净。镶座上如果没有易受水侵蚀的材质的话,可放在温水和洗涤剂的溶液中清洗。

我们通常所见的珍珠大部分是从牡蛎中取得的,还有一些是存在蛤中。牡蛎受到寄生虫攻击时会把珍珠包起来以免受损,而包裹珍珠的层层薄膜大多数是碳酸钙,因此珍珠一直浸润在弱酸中。而人工养珠是将一小块珠母石置于牡蛎内,经过层层分泌物的覆盖而形成珍珠。人工珍珠是由空心玻璃制成的,并覆盖了一层由鱼鳞制成的有特殊光泽的表面。如果要测试珍珠的话,用牙齿轻磨,真的珍珠或养珠会有粗糙感,人工的珍珠则会有光滑感。珍珠项链每年至少须重串一次以便保养。不论贵重宝石、念珠或珍珠项链,珠与珠之中都要有一个结,以免串线断了后,珠子洒落一地,拾捡不全。以干净的雪米皮轻轻摩擦珍珠污垢,动作须轻,以防刮伤,小心擦拭珠与珠连接的地方,以去除从身上或周边的环境中所聚积的油脂。珍珠可以一颗颗地放入温水和清洁液的混合溶液中洗涤(绝不可用氨水),但不可以将整串项链放进去洗,因为水分会损伤串结的线。

海生的珠母石系海贝壳的里层,可用肥皂水来清洁,忌用氨水,氨水会与其产生化学反应。

贵重的和比较贵重的宝石像红宝石、紫水晶、烟水晶、黄水晶、蓝宝石、土耳其玉和石榴石等,都可以用清洁剂和水来洗涤,或采用市面上专用的清洁液。

木制的首饰或饰品用微湿的抹布蘸上少许稀释的清洁剂,清洗木制念珠、手镯和胸针等。不可将它们浸泡在水中,以免形成污渍或使木制品翘曲。用微量的亮光蜡或橄榄油来磨亮,因有时剂量过大会起化学反应,所以剂量愈少愈好,并去除多余的部分,以免沾染衣物。

书画和收藏品去污法

对于画笔、油漆刷而言,不论用的是什么颜料,都最好用稀释剂来清洁。对水性油漆或颜料,通常情况下只需用水或洗涤剂加水轻洗即可。亮漆(尤指日本漆),需要用亮漆稀释剂或丙酮清洗。油画、光漆(尤指用于木器或金属上的)和珐琅需要用松节油和白酒精清洗。橡胶和合成树脂漆需要用清洁剂和水清洗。不要以白酒精清洗尼龙刷,可倒一些溶液在刷子上,用戴上手套的手指涂均匀,然后在旧报纸或废纸上尽情挥毫。有些刷子需要在稀释剂中浸透过夜,或者使用可以处理各种不同种颜料的画刷专用清洁剂。

大型的刷子如果竖置在地上,刷毛朝下竖立着,刷毛会散开和歪扭;如果倒转过来使刷毛朝上竖立着,水会回流,使嵌合的部分松脱,鬃毛因而容易脱落。最好的方法就是将刷子高高吊起,在把柄上钻个小洞以便悬挂,或在墙上钉两根钉子,相隔2~5厘米,以便搁置每枝刷子。小刷子如果不能挂起来时,可以平放,用抹布包裹住湿的刷毛以免鬃毛向外散开。不要让刷子竖立于任何溶液中,否则鬃毛会弯曲和松散。最后清洗时,加些许衣物柔软剂,以保持刷毛柔软。

油画、水粉画、国画等可用框架架起,在清水中加少许醋,将布浸入,拧干后清洁玻璃和框架,要防止水渗入玻璃和框架之间,否则,不仅会损坏画质,也会导致框架脱落。使用纸巾或雪米皮磨光。苍蝇斑可以用冷水清除,用软布蘸水轻拭,利用亮光蜡擦亮画框,或用少量橄榄油擦拭,效果出人意料得好。镀金框应以布蘸少许干洗液清洗,动作要轻柔。

对于油画,不要自己胡乱处理,应请专家清洁。当地艺术品店或画廊或许可以提供一些建议,清洗的技巧和材料须视颜料及画布的种类而定,擅自处理的后果会适得其反。用碎棉布、软毛刷或鸡毛掸子轻轻地拂去画上的灰尘,忌用肥皂、水、面包屑或某些所谓"行家"建议的擦拭物。涂一层薄薄的家具亮光乳液,会使表面更光彩耀目。在做一切清洗工作前,要确定画布的背部有支撑,但大部分的专家都反对由业余者做进一步的清洁,因为他们的方式通常存在较大的问题。

水彩画应小心清洗,由专家处理难以清理的部分。一般擦拭物过于粗糙,可以将白面包揉成团处理普通的水彩画。

珍藏的书籍应用吸尘器吸去灰尘,或用干净、柔软、微湿的新油漆刷或化妆刷扫除灰尘。定期将每本书从书架上取下来,轻轻开启书页以抖除灰尘,由里到外拂拭一番。忌几本书一起拍打,否则会使书受损。中央暖气系统会损坏书的封面、内页及装订处。当然,潮湿也会导致书长霉。假如家中装置有中央暖气系统,在书房增加一台增湿器会有很大帮助,甚至只放置一碗水,也会提升一点湿度。总而言之,书应放在温度适宜的地方。

清洁时要保证贵重的古典书籍无损,应送请专家清洁。皮面的书,应不定期用皮革专用的清洁肥皂处理,以手指、手掌或小块的雪米皮、毛毯、棉布将肥皂迅速地涂敷在书皮上(切记不要碰到内页的纸张或布面),轻揉轻擦,直到肥皂被完全吸收为止。虽然这么一来皮革会略显晦暗,但在有中央暖气系统的房子里,此法乃防止皮革干裂的最好方法。一旦书籍发霉,应立即搬离潮湿的环境或使房间里保持干燥,以免霉变进一步扩大。刚生霉的书可以用干净的软布拭去霉斑,内页有发霉的现象可以同样的方式处理。以微湿的布蘸白醋(适量的醋亦有杀菌作用)来擦拭,并将书本扇状摊开,使其自然晾干。用玉米粉、画布专用的粉土、米糠、漂土或滑石粉撒在发霉的页面上,小心合上书,数天后再刷掉,可尽去霉斑。置放在潮湿的环境里或被水毁坏的书籍,须一页一页地小心处理,在每一页之间夹放卫生纸或吸水纸,以重量大的东西(当然越重越好),压在书上面,放在靠近暖气或有暖炉的地方,可加快其干的速度。但不要太近,以免着火。在页次的上下两面各放一张吸墨纸,然后以微温的熨斗轻压,可以去除该页的油渍。

乐器去污法

对 DVD 机进行清洗,可用软布蘸微温的中性清洁溶液来清洁机身,然后用清水洗净布块,拧干后再予以擦拭,最后以无棉絮的棉布或麻布轻轻擦干。布浸过温清洁剂后,扭干,以擦拭 DVD 机的底座,再以无棉絮的布或绒布来擦干,也可用吸水纸吸干表面水分。

由于钢琴表面经过特殊处理,所以日常以软布擦拭即可。需要不定时请专家清洁钢琴内部,以保证音色完美纯正。用柔软、微湿的布纵向擦拭琴键,再用另一块软布吸干水分,交替使用。象牙琴键会随时间而泛黄,日照有助于其保持洁白,这是由于其中的氧化作用。

小提琴、笛子等不插电的中西乐器,在不用时应放置在专用盒子里。用干净的软布或柔软的毛笔或眉笔除去灰尘。弦乐器上有些地方难以除尘,可以将灰尘轻轻吹走,实在不行则应送请专家处理。

金属表面污渍清除窍门

岁月会使很多金属失去光泽,或被刮伤和逐渐磨损,有些金属(如铜、青铜和白金)长年累月下来所产生之铜绿颇受人欣赏,大多数的金属需要定期保养和维护,有时需要请专人处理,才能不被锈蚀和腐蚀,延长寿命。

(1)一般的镀金制品

经过镀金处理的木制品会有金碧辉煌的耀眼感觉。任何镀金的部分都不要碰触到水,以防金箔脱落。以干毛笔轻轻拂去灰尘,不要用力摩擦。用软布蘸微温的松节油或白酒精来清洁(由于酒精易燃,应装入瓶中以热水加温,不可让其靠近火源或直接加热)。也可将洋葱切成两半,用它轻轻擦拭,即可除去污渍。任何部分的镀金如有脱落的迹象时,应立即请专家处理。不要自己尝试修饰镀金的部分,切记不要以金漆去修补,因为不同的色泽会产生截然不同的效果,从而破坏整体效果。处理镀金器具需极小心,因为太用力会磨掉实际上只有一层的极薄金箔,使其丧失收藏价值。

(2)银

可以用清洁宝石专用的保养清洁液清洗,但不要残留任何洗涤液在银器上,以免使其变黑,并在衣服上留下痕迹。所以用软布或吸水纸擦拭多余的水分。烹饪或做洗洁工作时,需将银器卸下,因为蛋、果汁、橄榄、香料、沙拉调味酱、盐、醋及其他物质,会因为氧化作用而令银变黑。

(3)铝

常用铝是由天然形成的明矾提炼而成的。铝锅可用清洁剂和水清洁,热水冲干净后任其晾干或用柔软的抹布擦干。有烧焦的食物残渣应先浸泡,在水中待其软化,再用木匙或小竹匙刮掉,然后用涂有肥皂的钢丝绒刷洗,可彻底清洁。铝制炊具可放进洗碗机内洗。

当铝锅失去光泽时,可在锅内注满水,加1汤匙白醋煮沸后,随即光亮如新。或加1茶匙酒石于600毫升的水中,沸腾后让水滚数分钟。这2种方法简便易行,而且科学卫生,对人体不会有伤害。铝制烤箱须用力擦洗以去掉烧焦的油脂。

煮好的食物不可置放在铝锅里,食物中的化学物质可能导致锅的腐蚀或破坏锅的外观,此外,还会使食物变质。

(4)黄铜制品

黄铜是铜和锌的合金。先用洗洁剂洗涤,如果污渍较难处理,就可以采取传统方法。传统的方式是用草酸加盐来清洁,但草酸含剧毒,应尽量少用或避免使用。正确的方法是采用有合格商标的金属光亮剂,依厂商的指示使用。便捷的方法是购置已上漆的黄铜制品,它只需要定期用温水加清洁剂洗涤即可。缺点是漆经常会受损,而且在七零八落的漆下面的金属部分也很容易受腐蚀。若要修补掉了的漆,就要先将残余的漆完全除去,清洗之后再重新上漆。如果觉得超过自己的能力,此项工作应交与专家处理。健康又卫生的方式是将盐和醋混合成糊状,或以一片柠檬代替,涂在器皿上,利用酸碱中和的原理搁置5分钟后再除去,然后小心地冲洗干净,待其干了之后滴上挥发油,再用软布将其擦亮。

黄铜容器的内部,须以醋和盐混合成的糊状物来清洁,同样是利用酸碱中和的化学原理,不论烹饪任何东西,煮过后应立即彻底洗干净。锅内绝对不可使用金属光亮剂,这样会间接有害于人体,但锅外都可以用。

久未用的黄铜锅,使用前先请专业人员清洗。

(5)很脏的器具

如火钳,需要用钢丝绒或细的金刚砂布摩擦,擦拭方式为上下来回擦,而不要划圈擦。这需要花点时间和力气。用热水和洗涤剂彻底洗干净后,让它自然风干。

(6)青铜制品

青铜器绝对不可水洗,否则腐蚀的情形恐怕会无法挽救。不要触碰其表面,即使偶尔轻轻地拂尘,次数也应尽可能少。青铜器最特别的地方是其腐蚀的部分容易形成淡绿色,有时甚至为红色、黑色或蓝色的铜绿。古董青铜器上的铜绿十分珍贵,所以古董青铜器要请专家处理。

现今的青铜器常在出厂前已涂上假漆,看上去光鉴可人。经过这种表面处理之后,青铜器仅须拂尘或偶尔用微湿的布予以擦拭。当假漆出现裂痕或脱落时,则须全部除去,重新上漆,否则会致使部分无漆面的青铜受腐蚀。

(7)铬制品

铬制品光泽持续时间长,是柔软、银色的金属,非常光亮,所以应用相当广泛。稍有污渍的铬制品,可用微湿的软布擦拭,再用干布擦亮即可。如果铬制品很脏的话,用温水加清洁剂来洗涤,然后任其晾干。

最好的方法是到出售汽车和脚踏车零件的商店或五金店,购置铬制品专用的去污粉,这样可以确保铬制品不会因化学反应而导致受损。

用湿布蘸些许石蜡来清理脏或油腻的铬器,效果相当明显。合乎环保的方法是用湿布蘸小苏打来擦拭铬器。

（8）铸铁

铁是日常生活中较常见的金属。如果铸铁上有锈渍,可用温的肥皂水洗涤后,立即擦干,再涂上一层植物油或色拉油,然后放在干爽的地方,油可作保护膜以免锈蚀。

忌用粗糙的研磨物或金属制的刮削器具,这样极易刮伤表面留下难看的痕迹。忌在热锅内倒进冷水。长时期搁置会导致锈蚀。存放时,盖子不要紧盖,尽量保持通风。

（9）不锈钢器具

不锈钢是铬和铁的合金,耐腐蚀,不可与酸和碱接触过久,否则会导致凹痕。用热的清洁溶液来清洗不锈钢器具,冲干净后晾干或用软棉布抹干。

可以用细致的钢丝绒和质地细腻的去污粉去除烹饪锅上的腐蚀斑点,再用软布擦亮。特制的不锈钢去污粉,使用效果相当不错。

清理晦暗无光泽的不锈钢餐具,可用不锈钢专用的光亮剂,不要用钢丝绒刷洗不锈钢餐具,否则会留有难以补救的刮痕。

对于钢丝绒而言,没有肥皂的滋润会锈蚀,将它放入添加 3 汤匙小苏打的一杯水中,可以避免锈蚀。

（10）硬钢刀

用过的硬钢刀应马上清洗,并仔细擦干以防锈蚀。用钢丝绒和去污粉摩擦,随时保持刀刃的锋利,使用起来得心应手。锻铁以液态蜡或天然蜡润饰表面,以防锈蚀,或以锈蚀抑制剂来处理,然后再涂上一层铁器专用漆,用于防护。

用钢丝绒蘸石蜡去除锈蚀的污垢,擦拭时应控制好力度,以免留下刮痕。

◆━◆ 附录一 ◆━◆
常用去污清洁产品的性能与安全使用一览

清洁剂

一般而言,清洁剂通常是指可以清洁物体表面或除去久积灰尘的化学剂,目前市面上以皂类为主要化学成分的清洁剂称为肥皂,经合成后的清洁剂才称为清洁剂。石油的副产品是大多数合成清洁剂的原材料,很多清洁剂里都加了各种添加剂以防止灰尘附着在纤维上。这其中当然也包括香料及漂白剂。

对于清洁剂而言,最重要的特性是含碱性的程度与酸的比例。大多数清洁剂是中性的、无害的,所以它们对物品的表面或皮肤的伤害十分小,但其 pH 值愈高,也就是其酸性越强,去污能力就越强。如果清洁剂所含的蓝颗粒太多,"清洁"的结果就会使衣物呈浅灰色,令彩色衣物晦暗,这全是因为里面所添加的毛花苷 C。其添加物大致上有:纤维质灰尘悬浮剂(主要是磷酸盐)、肥皂稳定剂、避免铝腐蚀的金属保护质、氧漂白剂(只能对完全干净的布料发挥功效)、颜灰及香料等各类化学合成剂。强力的清洁剂含有大部分添加物,它们或多或少都对环境有损害。

由于合成洗洁剂极易在热水或冷水中溶解,所以在不用软水剂的硬水中能最大限度地发挥效用,而且不会产生浮渣,也不会在洗过物品的表面、洗衣槽或水桶里留下一层莫名其妙的薄膜。

生物性(酵素)清洁剂必须在冷水中使用。酵素需要时间来发挥作用,这取决于酵素的活性,它最适合作为预洗时的处理剂。浸泡在普通的洗洁剂中较安全,也同样有效。

绿色洗洁剂含添加剂较少,但完全环保的洗洁剂是没有的,其中添加磷酸盐、漂白剂、酵素及香精是不可避免的。

软水剂

硬水软化是个很现实的问题,目前采用的方法很多,其作用同软水剂的作用是一样的。如果家中的水是硬水,倒不如用不含肥皂的洗洁剂来取代肥皂。洗涤碱、六次偏磷酸钠或过硼酸钠都适于冷水软化,后两者更广泛用于洗衣粉和浴盐中。最省时省力的方法是把垂直渗透式的软水器装配在家里的给水系统内。安装这种系统非常昂贵,但在水质硬度高的区域,会让洗洁工作进行顺利,也能避免贮水槽和水管产生水锈,相当值得。

碳酸钠、洗涤碱(是常见的白色粉状洗衣用的温和碱)可作为软水剂、褪漆剂等,有多种用途,不仅能使银器恢复光泽,而且可用于清理排水沟及水管,使其畅通。但不可用于铝、丝、羊毛、西沙尔麻或塑胶地板上,会有腐蚀作用。使用时请戴手套,一旦不慎接触后须用大量水冲洗并立即涂上护肤用品。

过硼酸钠是碱性粉末状软水剂,由洗涤碱和碳酸氢钠合成,极易溶解,比洗涤碱效果好,质地温和,对皮肤伤害较小。

硼砂是一种白色结晶状碱性矿盐,微溶于水,可充当卫浴用品的软水剂及防腐剂。它不仅可以去除污垢及油脂,同时也可抑制霉变及细菌的滋长,是常见的家居清洁卫士。

pH

纯水的 pH 值是 7,即是中性,酸性物质 pH 值低于 7,碱性物质 pH 值则超过 7。pH 值越低酸性越强,pH 值越高但不大于 14,则碱性越强。

酸性物质溶于水后会产生有酸味的溶液(然而大部分的酸性物质不可以品尝,因为它们有毒,而且会灼伤人体器官),能使石蕊试纸变红。清洁用的酸性物质(醋酸、柠檬酸)是弱酸,所以通常较温和。

碱性物质(氨水、氢氧化钠和其他苏打化合物)可溶于水。碱性的水味道略苦,能使石蕊试纸变蓝。酸碱会产生中和反应,会使动物性和植物性物质腐烂（例如木材、丝或人造丝），也会使多种染料变色。对人体无害的碱性肥皂 pH 值是 8～10，不含肥皂的洗洁剂 pH 值约是 7，强碱性的洗洁粉 pH 值是 10～11，主要是用于棉和亚麻制品，洗涤时最好戴上手套做好适当防护工作。羊毛、丝、人造丝及彩色布料洗涤剂需要的 pH 值介于 7～8，性质温和，不会损伤衣物的材质。

中性剂

中性剂的作用是在衣服洗涤后借以去除酸性或碱性沉淀物的化学合成剂，利用的是酸碱中和的原理。醋酸（或白醋）会冲洗掉肥皂残余沉淀物与硬水中的钙起作用后形成的碱性沉淀物，这种沉淀物附着在花色衣物上使其变暗淡。含氨洗涤剂可以中和使用次氯酸钠漂白剂或使用酸性去渍剂后的残余酸。

天然柠檬酸（柠檬汁）是性质温和的酸性物质，可以用来中和碱性污渍，需要时可用榨汁机自新鲜柠檬中榨取适量，去除硬水所产生的底垢或清洁铜器上的铜锈。

溶剂

溶剂是一种用来溶解其他物质的液体，这里的溶剂主要是指能将衣服的油垢溶解的有机液体。四氯乙烯、三氯乙烷及一般家用去渍剂，含甲醇酒精、丙酮、醋酸戊酯、松节油、异丙醇、醚等，都是我们所说的这类溶剂。

（1）醋酸戊酯　即通常意义上的清洁赛璐珞、纤维质油漆及指甲油的溶剂，闻起来有像梨的水果甜味，但多闻会中毒。可用于去除醋酸纤维上的污渍，除非该布料含有丙酮且已经受损了，否则效果明显。该化学物质易燃、有毒，家居储藏应格外小心，使用时不要吸进其发散出的气体，打开窗户，保持通风，以免化学中毒。

（2）丙酮　是用于溶解植物和动物油脂及指甲油的溶剂，同时也是很好的褪漆物。切记不可用于醋酸纤维上，否则布料轻则掉色，重则被溶解。该物很容易燃烧，应小心使用，和其他化学清洁剂分开存放。

（3）氟碳物　含无数的合成化学品，最基本用途是做干洗时的溶剂。因为在生产的过程中会破坏臭氧层,而今已逐渐被淘汰掉。从环保的角度考虑应尽量避免使用。

（4）醚　是一种可用于溶解动物油及脂肪的溶剂,易燃,不适合家用,也不宜在家中存放。

（5）异丙醇　这种碳氢有机物有时可代替甲醇酒精,是溶解假漆、亮漆的溶剂,可去除圆珠笔痕迹,效果甚佳。

（6）四氯乙烯　是少数不易燃烧的溶剂之一,大部分是供专业干洗机器使用的,家庭一般不宜采用。

（7）石脑油的提炼　来自煤焦油,作为某些油渍、假漆、油漆、橡皮及亮光蜡的有机溶剂。它也是含甲醇酒精的添加物之一。由于含有多种有毒化学物质,所以一定要谨防误食;因其化学性质活泼,熔点低,易燃,所以不可在家中贮存。

（8）松节油　是从松脂中提炼出来的芳香性树脂,可以用作很多油漆、假漆及蜡的有机溶剂,效果极佳。若没有其他代用品,也可以直接用纯松节油。

（9）家庭用的洗衣溶剂（如衣领净）　是类似肥皂的条状洗洁剂及溶剂。在衣物洗涤前可用于擦拭领子、袖口及衣物上的其他污渍,以便去除顽渍,也可用于清洁被局部污染的地毯。

酒精

酒精包括各式各样的有机化学品（如乙醇、含甲醇酒精、外科用酒精、甲醇、木精等）,其中最重要的是乙醇,是糖类发酵作用时由酵母产生的。70%乙醇和水的溶液是很好的消毒剂,因为它能溶解油脂而且蒸发快,它的性价比也很高,制作简易,所以是用途极广的清洁剂,尤其是清理玻璃器皿时效果最好。

医学外科用酒精加上微量的蓖麻油和水杨酸甲脂。甲醇酒精不同于工业用的纯酒精,可掺入其他物质中作为溶剂。它易燃、有毒,不可擅自使用。

市场上销售的变性酒精是在乙醇中掺入添加剂,包括染料和甲醇,可溶解挥发油、蓖麻油、假漆及某些染料、圆珠笔渍、碘、草渍及一些药品,对清理镜面及玻璃器皿很有效。该种酒精易燃、毒性较强。

白酒精是由矿物油混合而成的无色的溶剂,可用来稀释油漆,是用途广泛的褪渍、褪脂物质,同时也是光亮剂的成分之一。它能使光亮剂扩散、蒸发快,熔点低、易燃、有毒,所以用后应及时用水冲洗双手并涂上护手霜以保护肌肤。如果戴橡皮手套工作的话,用后应马上清洗,以防手套被腐蚀。

肥皂

常用的肥皂是提炼自动物脂肪(例如羊脂、兽脂)、橄榄或棕榈核仁的植物油并和苛性钠混合制造而成的,其主要成分是碳酸钠、硼砂、水玻璃、磷酸盐。不可用它来洗澡,其中的碱性物质会损伤肌肤。如果油脂和苏打的比例正确的话,肥皂呈中性。但是太多肥皂会洗不干净衣物,而且使用时最好不要与洗衣粉混合。

醋

醋酸(醋)的本质是酸性的,因此,可以洗净由硬水导致、会使花色布料失去光泽的碱性残遗物,使花色布料更鲜艳。通常呈液状,无色。将 1 汤匙的醋酸加入 4～5 升的水中稀释后再使用,会发挥最大功效。醋是醋酸稀释、掺水后而成的,它的效果也十分明显。

盐

硫代硫酸钠是碱式盐,可以去除各种衣物上氯和碘的污渍,不会影响原有色泽,亦不会因为操作而损伤材质。

氨水

原始氨是辛辣、有刺鼻气味的无色气体。氢氧化铵是氨溶于水中形成的碱性溶液,可用于溶解油脂。家用氨水是氨溶于水调配而成的溶液,专用于家庭洗涤,其化学性质稍温和。浑浊氨水是家用氨水再添加些许肥皂。不可使用氨溶液清洗丝、羊毛、铝或西沙尔麻等制品。使用氨时请务必戴手套,小心处理,避免嗅闻。其化学分子会伤害人体,如果皮肤或眼睛周围不慎被溅到,应用大量冷水冲洗,然后以稀释酸液(1 平茶匙的硼酸加入 600 毫升的水中)清洗眼睛,较稀薄的(1 汤匙硼酸加入 600 毫升水中)冲洗皮肤,必要时应求助医生。氢氧化铵通常作为金属的去污剂在市面上销售,它可以去除金属表面的氧化物,尤其是清洁铜器的效果最佳。

浴室及厨房清洁剂

该种类的清洁剂繁多,有泡沫状的,也有液体状的。有些在起到清洁作用时会稍微磨损物件,所以购买时需要看清说明。厨房用清洁剂含碱性物质较多,浴室用的多半为酸性。

(1)浴厕洗洁剂 是呈粉状的洗涤剂,主要的成分是碳酸氢钠,属于碳式碳酸盐。大多数洁厕剂均含有该物质,因为有腐蚀性,所以除了马桶外,不可用于其他物品的表面。用于清洗抽水马桶的漂白剂是价廉的清洁剂兼消毒剂。苛性钠(烧碱)亦可充当卫浴的洗涤剂,效果良好。切勿同时使用两种不同的洗洁剂,因为酸碱中和反应会导致洗涤剂失效甚至会产生有毒的物质或引发爆炸。醋水溶液可作为每日清洗卫浴设备的必要清洁剂,其效果不错。氢氧化钠是化学用强碱,用于清洁烤箱及浴缸和脸盆上的顽垢,买来时呈胶冻、固态或液状。大多数的卫浴清洁剂中都含有这种成分,用于阻塞的水管和排水管效果十分明显。由于会与油脂化合为硬肥皂阻塞排水管,所以不可以用来洗涤梳理台的出水口,最好以洗涤碱和热水取而代之。苛性钠由于特殊的化学性质会烧灼衣物、搪瓷制品、猪鬃刷子、橡皮手套,有时也会伤害铝制品。使用时应谨遵厂商的指示,千万别沾染到皮肤或眼睛周围,若不小心碰到的话,应立刻以大量冷水冲洗,忌用热水。

(2)洗涤用碱水 是一种用于制造肥皂及各种清洁用品的强碱。市面上大多数卫浴清洁用品中都含有这种成分,也可用来疏通排水管,效果也十分不错。一般家庭用的碱水极为危险,会导致人体严重的内部及外部中毒,会灼伤衣物、搪瓷器表面、猪鬃制刷子、橡皮手套,也会损坏一些金属,包括铝制品在内,所以最好不要擅自使用,以免受伤。

(3)盐酸（氯化氢） 是易溶于水、味道刺鼻、无色的气体,盐酸的水溶液常用于清洁新的砖块和瓷砖。这种溶液酸性极强,极其危险,会伤害皮肤、木材及衣料,只适合专业人员使用。

(4)磷酸三钠　大致与洗涤碱相同,可用来去除漆料。上过釉及没上过釉的陶制瓷砖,还有大多数的油漆可以用磷酸三钠清洁,但它会使搪瓷制品失去光泽,甚至掉瓷。

(5)烤箱清洁剂　可用于清洁烤箱,其所含的强碱成分有很强的腐蚀剂,使用时务必要戴上手套,不能碰触到铝锅,否则会起化学反应,腐蚀铝锅。

去污剂

通常所说的去垢剂适用于去除由硬水所含的矿物质所沉淀而成的水锈或底垢。如果是住在硬水区的话,水壶、热水瓶、蒸汽熨斗、水管都可能会累积一层底垢或锈皮,可在五金行或杂货店中买到各种商标的去垢剂,谨遵厂商的说明书来使用。

(1)硼砂　有些特殊的去垢剂单独使用效果比较好,也有需要配合家用氨水才能发挥作用的。然而,去买有特殊配方的去垢剂完全不必要,将1汤匙硼砂加入1壶水中就可以去垢了。操作方法是将水煮沸,冷却后倒掉,再清洗干净即可,此法省时又省力,注意应于再次使用前,将第一壶水煮沸,倒掉后才能正式使用。

(2)草酸　是强力有机酸之一,是从温带针叶林地区的白色酢浆草和大黄叶中提取而来的,毒性之强不可小觑,使用时必须戴上手套,防止手被灼伤。通常可用于去除污垢,清洁黄铜制品,尤其是对付墨水及锈斑的最佳漂白兼去垢剂。用1茶匙的草酸结晶体放入300毫升的温水中,倒入需要清洁的玻璃器皿或瓷器内。用于尼龙或人造丝前得先测试一下,使用后以清水洗净,一定要彻底。

(3)氢氧化钠　属化学用强碱,常用于制造肥皂,去除烤箱、水管、梳理台的油脂,也可当褪漆剂。毒性强,使用不当会导致皮肤严重灼伤。

铁锈剥离剂及抑制剂

剥离剂和抑制剂有时会混二为一。衣服上的锈斑属于碱性物质,可以用草酸或颜料剥离剂处理,用量要适中,过多会适得其反,过少则毫无作用。轻微的污渍可以用柠檬汁去除,因为柠檬汁 pH 值小于 7。涂于金属刷上用来去除厨房用具上的锈斑。

消毒剂和漂白剂

消毒剂可用来杀死或抑制物品表面的细菌和病原菌。

(1)苯酚溶液 是最先用于外科手术中的消毒剂。到了 1930 年开发出氯二甲酚。用于家庭的消毒剂主要有下列几种:氯漂白剂、过氧化氢、苯酚、甲酚、氯二甲酚。苯酚属于 pH 值接近于 7 的弱酸,是强力消毒剂,通常用于清洁地板、排水管及厕所,也可用作木材防虫剂,与酚功能类似。其他消毒剂的效能完全以酚类的效果为参照标准。其价格低廉,操作亦十分简便。

(2)甲酚 是有机物酚类的衍生物,是由煤焦油中提炼出来的。用于卫浴清洁剂及一般消毒剂,消毒能力极强。

(3)食盐(氯化钠) 属中性,可用于吸收地毯上液状污渍。其裂解产物加上橄榄油,可以擦拭打过蜡的木质家具、杯子,或其他器皿所造成的白色环状污痕(撒上少许即可),效果是一般去污剂望尘莫及的。

衣物柔软剂

衣物柔软剂多见于广大家庭。洗衣时加入洗清的水中可使衣物柔软、蓬松,较不会褶皱、打结,并有效减少织物静电反应。尤其是对于某些合成纤维,正确的方法是每次洗涤时,需重新加一次。尽量使用不加香精的产品,其中的化学成分长时期使用会损坏衣物。

(1)蓖麻油 提炼自蓖麻子,是最合适的皮革润饰剂,不留痕迹,尤其适用于表面光滑的皮革制品,使用简易且价格低廉。

(2)羊毛脂 是从羊毛中提炼出来的黄色蜡状物,具有黏性,主要是脂肪酸、酒精及胆固醇等化学成分的混合物,可用来作为皮制品的保养剂,经常使用可使皮革光亮如新。

(3)牛脚油 是由母牛的脚或从其他类似动物身上提炼出来的琥珀色的动物脂肪,是上佳的皮革保养油及柔软剂(非清洁剂)。使用前,先以马鞍皂清理皮革,然后擦上少许此种油脂。别用在光面皮革上,因为稍后很难擦掉,不但保养不成还会造成不必要的污痕。化工商店、鞋店、五金行及杂货店均可购得。

(4)蜡 可分为多种,天然蜡、合成蜡、中性蜡等。我们所说的天然蜡是坚固、不含油脂的固体,其他的油脂会在纸上留下油腻的痕迹,而天然蜡则不会留下任何痕迹。它有动植物两种属性。蜡适用于各种物件的磨光擦亮,对于保养家具、汽车、鞋子及地板等效果显著。合成蜡多用于亮光和防水。蜡糊是由蜡和白酒精制成的,酒精蒸发后留下一层蜡。液体蜡是由一层薄薄的蜡加上适当比例的乳溶剂兑水而成的。可加入矽使这些光亮剂更均匀地涂开,也更能防水。中性蜡包括棕榈蜡,常用于家具、地板、皮鞋、汽车上光,具有比其他柔软性的蜡及蜜蜡更坚韧的作用,是其他蜡所无法企及的。

蜜蜡是从蜂巢中提炼出来的,市场统一规格是每块重约 300 克,成块出售,化工商店或五金店有售。可配合家具光亮剂一并使用,其成分特殊亦会散发浓香,无害于人体。

(5)自制家具光亮剂 可以将 30 克蜜蜡加入 140 毫克的松节油中,搁置数日让它完全溶解。使用前先摇晃均匀,效果不错。

(6)亚麻油 提取自亚麻子,无味,性温和,可用于油漆、亮漆、清漆、家具亮光面及润滑天然木材。煮沸过的亚麻油较黑,其化学成分会改变,味道强烈且特殊,属易燃物质,不宜存于家中。

(6)柚木油 取自天然柚木及其他未处理过的木头之精华,有时可代替皮革光亮剂,效果也毫不逊色。

空气清新剂及空气净化剂

有些产品会在一段时期内掩盖异味,有些则借与空气中气味分子的化学作用来中和。常见的有喷雾式的空气清香剂如佳丽,可更换芯后重复使用;爽花蕾,放置在抽水马桶里逐臭,有些在打开之后会逐渐散发出持久的香味。一般家庭不需要空气清新剂或净化剂,毕竟这些化学制品多少会对人体有害,但如果有异味则可以考虑使用。如果考虑到环保的话,千万别用喷雾式的,它遗留的化学分子时间长了会质变。空气净化剂含有防腐剂的成分,例如三砷乙甘醇等。

防蛀药

市面上常见的防蛀结晶块通常以小袋包装,易于存放和携带,放于衣柜及皮箱内,以防蛀虫。一般防蛀丸味道很强烈,刺鼻,不可多闻。安全卫生并确保环境健康的防蛀法是把下列各种物质中的一项或所有都放在细棉布袋里,再置于衣服中。例如,樟脑、薰衣草、苜蓿、肉桂、胡椒粉、鸢尾草等,它们既无不良反应,又配制简易。

附录二
各种布料性质与洗涤指南

不论是天然布料还是人造布料,都有其特性,需要特殊的处理方式。例如粘胶短纤维在水中会变软,不可浸泡太久;很多化学合成品湿了之后,一遇到高温,就会留下永远的皱痕,很惨;羊毛不可在水中搓洗,否则会缩水。以下是一系列常用的纺织布料及其清洁处理方式,可以用来参考。

人造醋酸纤维

人造醋酸纤维通常是取自木质纸浆,不褪色、不缩水,质地还是很不错的。洗涤时用温水,慢速搅拌,洗清时用冷水,记住分清什么时候用热水,什么时候用冷水。依标签的指示,决定是否脱水。不要用手拧,任其滴水晾干或放在毛巾上滚动,以去掉多余的水分。趁着潮湿时,用低温熨烫;干的还要把它弄湿,才能熨烫。编织的人造丝应该用冷水洗清,做短时间脱水,短时间这点很重要,否则会损伤衣物。不要用醋酸、丙酮、酒精或类似的化学品去渍,否则它会溶解掉。

亚克力纤维

亚克力纤维是提炼石油时的副产品,柔软、温暖、耐久、不长霉,而且不会缩水,优点多多。洗涤用温水,清洗用冷水,进行短时间脱水。洗清打摺的衣物后任其滴水晾干。将厚重的编织衣物拉回原形,平放在毛巾上让它慢慢地晾干。绒面布料干之后,可用软刷轻轻地刷,记住是用软刷。有些衣服干后,需要低温轻熨。

兔毛

常用来做无袖套衫、帽子、披肩等。白色兔毛非常柔软,十分舒适。手洗,处理方式与羊毛相同。

羊皮或仿羊皮织物

该织物处理方式与羊皮相同,适合干洗,用洗发精洗,或采用与羊毛相同的清洗方式。

黏结纤维

黏结纤维为米白色,不皱,多孔,防水,质轻,常用作衬里。用温水洗,不要搓揉,以免纤维变形。放在毛巾上松松地滚动以沥干水分。不要脱水或用手绞,不然有可能绞坏。

穗带

穗带为装饰衣物用的编织物,只能干洗。撒上小苏打,放着不要动它,然后用好的网丝刷轻刷,不能用太大的劲儿。将含甲醇的酒精和画布的粉土混合成糊,可以去除污渍。

织锦

织锦可能是人造丝、棉、丝、人造纤维或混纺,最好只干洗。

硬布

硬布为棉制的硬挺布料,依尺寸的大小来处理。仅能干洗,切记。

印花布

印花布为中等重量的棉布。洗法与棉布相同,因为实际上它就是棉布。未经漂白的印花布,在第一次清洗的时候,可滴洒白酒精在其中,可以除去浆粉,并且起到漂白的作用,可谓一举多得。

细薄棉布

细薄棉布常为做手帕的棉布。洗法与棉布相同。

骆驼呢

骆驼呢为昂贵、柔软、温暖的棕色毛料,只能干洗,一般贵重的毛料都必须干洗才不至于伤害它。

烛蕊

烛蕊为尼龙、聚酯纤维、人造丝或棉卷束成簇的织物。依其质料清洗。

帆布

帆布是非常坚挺的棉布,可用来做帐棚、游艇的帆、手提袋及鞋子,与我们的日常生活密切相连。用肥皂和刷子用力擦洗,然后彻底冲洗干净。

克什米尔羊毛

该料为克什米尔地区的羊群特产的毛,轻、软、稀有且昂贵。清洗方式与羊毛相同,因为它本质上还是羊毛,只是稀有一点而已。

厚斜纹布

厚斜纹布坚韧、厚重,由羊毛、棉花或人造纤维织成的衣料,可用来做长裤、骑马裤。除非标签上注明可水洗,否则须干洗。

丝绒棉

丝绒棉是由棉花、人造丝、羊毛或丝制成的织品,有着柔软和天鹅绒般的细毛。可采用与羊毛制品相同的洗法。

雪纺纱

雪纺纱是由丝、人造丝或其他人造纤维织成的薄纱,表面有极细的波纹润饰。依其质料来洗,不能盲目地动手,不要绞干。快干时,用低温轻轻地、小心地烫,熨烫时注意小心地拉展开来,然后顺着它的形体熨下来,不然会使它变形。

印花棉布

印花棉布为棉质布料,有一面会发亮。干洗,如果自己洗的话,除非其表面光滑持久,否则需使用浆粉,浆粉可使之硬挺并使其表面有光泽。

涂蜡的布料

涂蜡的布料通常是经尼龙处理过的布料,可做防水的衣服。用海绵揩拭,不要用普通的洗涤方式,以免洗去其表面的涂料。任其滴水晾干,熨烫时,覆盖一块布,用低温熨。

灯芯绒

灯芯绒可能是棉布、棉和粘胶短纤维或棉和聚酯纤维混纺的布料。用以处理较精致衣料的方法来洗涤,因为它的确很精致,不可以不小心。阴干时先抖一抖,抚平一下绒毛,就无须再熨,省事很多,所谓磨刀不误砍柴工。如果坚持要熨,趁衣服还湿润的时候,将衣服翻面,垫上折叠起来的厚布,再轻轻地压熨。

棉布

棉质布料能吸收水分,可用水洗,洗后还是很合身的,质量不错。白棉布可用热水或沸水洗,一般不用冷水洗。有色的棉布须先测试会不会褪色,最安全的方法是红色系列的一起洗、蓝色系列的一起洗,依此类推,如果把不同色系的混在一块洗会弄得一团糟的,红的不红,白的不白,甚至会变色。遵守处理标签的指示,尤其是较精致的棉布,例如巴里纱、蝉翼纱等。

绉纱

绉纱为表面有褶皱、波纹的布料。用50℃的温水洗涤,洗清后在毛巾上滚动,以沥干多余的水分。趁着湿润的时候,用中温熨衣物反面,或用蒸汽熨斗熨烫,两种方法各有优点,但一般都可以达到预想效果。

锦缎

锦缎为织花布料,可能是棉、丝、皮、粘胶短纤维或混纺。视同轻柔细纤维类的衣服处理。参考处理标签,这是雷打不动的方法,很可靠。

斜纹粗棉布

斜纹粗棉布粗而厚重,亦有用人造丝和棉布混纺而成的。洗涤方式依照轻柔细纤维类衣物处理,它的质地是较粗的,按照细的洗一定错不了。除非布料经过了缩水处理,否则以后会稍微缩水,但不是很明显。

弹性纤维

大多是用聚胺甲乙酯为主材料、具有橡胶弹性的布料。依照处理标签的指示,可以在温水中手洗,或放在洗衣机中用慢速循环来清洗,不可以快速洗,清洗后短时间脱水,或在毛巾上转动以沥干水分。不要烫。

罗缎

精致地缀以花纹的布料,可能是丝、棉或人造纤维制的。参考处理标签,根据它的按原料质地进行处理。

毡呢

缠结的毛料,极易缩水,故不要用水洗。在家清理时,将白酒精和画布的粉土混合成糊状,将混合物均匀擦上,干后马上把混合物刷掉,可用稍硬的毛刷。

棉织法兰绒

棉织法兰绒为厚重的棉织品,用来做被褥或冬季睡衣。洗法与棉制品相同。

毛绒布

毛绒布为天鹅绒质料的织物。在 50 ℃ 的温肥皂水中清洗,不要脱水或用手绞,卷在毛巾里以沥干水分。翻面用微温的熨斗烫,或任其滴水晾干。

印花薄绸

印花薄绸是用来做衣服的人造丝、丝质衣料。按其质地洗涤。

毛皮织物

毛皮织物是尼龙、粘胶短纤维、棉、亚克力或聚酯纤维的制品。棉和粘胶短纤维质料者须干洗,不能水洗。其他的可依其质地或处理标签的指示来洗涤。假如怀疑这种方法不适合的话,可以比照洗尼龙制品的方法来洗,或用毛巾蘸上溶有洗洁剂的温水轻轻拂拭,然后吸干水分、洗净、沥干,一步也不能少。

乔治纱

乔治纱为轻柔、细薄的衣料,有点像绉纱,用羊毛、棉花、丝或人造纤维制成。如果是丝或羊毛制品,应送到洗衣店洗,使用专业的洗法。假如是人造纤维,可依照轻柔细纤维类的洗法来清洗,或按处理标签的指示清洗。清洗之前还必须先测试会不会褪色。

平织毛料

平织毛料是用松紧内衣料针织的、具伸缩性的布料,是由羊毛、丝、棉、尼龙或其他人造纤维制成的。依处理标签的指示水洗或干洗,或者咨询专门的人或部门后再动手,不要盲目清洗。没附标签的衣服可干洗。

花边

花边大都是用棉、聚酯纤维、尼龙或混纺制成的。根据其质料来决定洗涤方式。可使用肥皂水或有特殊配方的洗洁剂清洗轻柔细纤维类。旧的花边应该放入枕头套内洗。窗帘的饰边,应该在热肥皂水中清洗;如果是棉料,则要将其煮沸。晾干时,为了使其恢复原形就必须整理一下。在高温熨烫之前先将衣料翻面。

细麻布

细麻布为上等的棉、聚酯纤维和棉或粘胶短纤维和棉的混纺品。手洗或用洗衣机短循环来清洗比较合适。用 50 ℃的温水清洗,彻底洗净并拧干或脱水,不能任其滴水晾干。

皮手套

戴着手套,在泡了肥皂的温水中洗涤。每次戴过后的浅色系列手套都要洗。洗涤后将手套套在钢制手型或木制手型干衣架上阴干,没有这种衣架的话,亦可套在瓶子上阴干。手套干了后,为使皮革变软,可以用手指搓揉以达到目的。

亚麻布

亚麻布是由亚麻的纤维编织成的,与棉布类似,但质地较精细、寿命较长。用热水彻底洗净,并且将它脱水。趁其还湿润时,用蒸汽熨斗,将衣料翻面用高温熨烫。

金马丝织物

金马丝织物用不会失去光泽、外包一塑胶的铝线与其他丝线交织而成。只能干洗。

聚丙烯纤维

聚丙烯纤维是修饰过的、与丙烯类类似的丙烯类纤维,但没有那么坚固,比较柔软。用掺入洗洁剂的温水彻底洗净,滴水晾干。必要时用低温熨烫,不可以用高温熨烫,效果很差。

平纹细布

平纹细布为细薄稀松的棉织物。用温水洗涤可以彻底洗净。趁潮湿时用中温熨烫,做完这步工作后可以上浆,这样效果更好。

网织品

网织品是指用棉、尼龙、聚酯纤维等材料制成的网状织物。棉制网织品初次下水时可能会缩水。网织窗帘应常清洗,一旦脏了之后,要清理干净就很不容易了。先抖一抖,然后用冷水洗净,也可以在热水中洗涤,必要时洗两次也是允许的。注意不要搓揉或绞干,只要轻轻地将衣料中的肥皂挤出,而不是使劲地拧或绞。如果窗帘泛灰了,要用窗帘专利的漂白剂洗涤,然后使用白色尼龙染料染色。最后,用生物性的洗洁剂浸泡一段时间。衣服上的网织物应该在温肥皂水中用手洗。洗净后任其滴水晾干,或趁其微湿时用中温熨烫。

尼龙

尼龙坚韧、有弹性,它的强度在湿润后也不会降低,质轻、不太具吸水性,而且防火、防油、防化学物品、防蛀和防霉。用 50 ℃的温水洗涤,用冷水洗净,短时间脱水,在自然状况下任其晾干。它的基本形态是灰色的,如果用热水洗,会使白色素释出,损坏它原来的质地。一般超市里有卖尼龙漂白剂,可以在洗净的水中加入,以加强效果。

除非是发霉的淋浴隔间帘布,否则不可使用一般漂白剂漂白,它也可以用蘸上稀释的氯化漂白剂的海绵加以擦拭。到杂货店买一包含杀真菌剂的塑胶药囊,处理它是最好不过的方法了。不要让阳光直晒。不需要熨烫,如一定要烫,在它快干时,用中温来熨烫。打摺的尼龙制品不可熨烫。将打摺的衣物浸泡在肥皂水中,取出、放进并且多重复几次即可。穿过的打摺和较细致的织物,每次都要洗,一旦弄得很脏,想除掉污垢就不可能了。若干洗,应清楚地注明是"尼龙"料子。衣服衬里的尼龙皮不可用水洗,但可用液状的洗发精擦拭;也可将液状的洗洁剂倒入温水中使之溶解,然后将泡沫沾在毛皮上就可以了。一次只处理一小块地方,不要弄湿了衬里或中间衬料,可用干净、不太湿的海绵洗净,用毛巾拍干。

蝉翼纱

这种衣料永久硬挺、精致,用棉布或尼龙材质制成。在温水和柔性的洗涤剂中轻轻挤压,彻底洗净,绞干、脱水或挂起来晾干。可趁衣服正面还潮湿时加以熨烫。柔软的蝉翼纱可用放入每升含50克硼砂的温水中洗净。尼龙制蝉翼纱洗法应与尼龙制品相同。类似材料的洗法一般都是一样的,至少是类似的。

透明硬纱

透明硬纱为稍稍硬挺的雪纺,可能是丝质或各种纤维制成的。根据其质地洗涤,小心处理。

聚酯纤维

聚酯纤维为提炼石油时的副产品,在干燥或潮湿的时候都很坚韧、耐磨、薄、质轻,不会缩小或撑大,防蛀、防霉,常与棉混纺,是理想的衣料。可以用手洗或洗衣机洗,记住用冷水洗净并以正常速度脱水,不可煮沸。要去除顽垢,必须将其涂满浓缩的洗洁剂,放置15分钟后再按照洗熨的一般方法处理。打摺的衣服用手洗,挂起来滴水晾干。

聚氯乙烯

聚氯乙烯为强韧的人造塑胶织物。只能手洗,滴水晾干,不要熨烫。

棱纹平织物

棱纹平织物为类似缎的织物,可能是棉或人造纤维材质制成的。当作最纤细轻柔的织物来处理。

缎

缎为平滑、有细毛的织物。可能是丝、棉、聚酯纤维、尼龙或醋酸纤维制品。根据其质地来决定缎的洗涤方式。趁潮湿时,将衣料翻面,压平熨烫,直到完全干为止。醋酸纤维人造缎应在它还很湿的时候,用低温熨衣物反面。为了不起斑点,不能洒水熨烫。较厚重、装饰用的缎需要干洗。

皱面条纹薄织物

有皱缩的轻薄织物是由棉、丝、尼龙或聚酯纤维制成。依质地来洗涤,不用熨。

斜纹哔叽

斜纹哔叽为毛绒制的西服料或羊毛和人造纤维混纺的织物,或其他纤维制品。干洗或用热水快速清洗,挤干水分在通风处阴干。避免光源直接照射,例如不可以放在太阳底下晒干。然后用湿布覆盖压平,用中温熨烫即可。

羊皮

羊毛或人造毛皮可依照羊毛的洗衣程序,用洗衣机洗。可在50 ℃的温水中掺入柔性洗洁剂(如洗发精)来洗。在温水中洗净后,挤干多余的水分并且在通风处阴干,避免光线直晒,或送专业的洗衣店清洗。

丝

丝不会传热,可以保持体温,所以穿起来会很温暖。它很坚韧,具弹性并防皱,但是光线和汗水会使它受损。丝质塔夫绸和织锦应干洗。每次穿过之后都要洗,否则汗渍会除不掉。其他的污渍必须送交专业洗涤,但是得告诉干洗店员是什么污渍。生物性洗洁剂是不可以浸泡丝质衣物的。趁着潮湿时可用低温或蒸汽熨斗熨烫。漂白丝时,要用过氧化氢或酸钠的溶液作为漂白剂。

为了延长寿命,丝袜启用前,先用干净的冷水浸泡;穿过后,用微温的水和洗洁剂轻轻地洗涤,不要搓揉。洗涤彩色的丝质衣服时,在洗清后,把它放在由20毫升强醋酸溶于2 500毫升的水溶液中,搁置数分钟后,直接拿出来晾干,不必再洗净,这样可以确保颜色不会受到洗洁剂中的碱的影响而改变。不要在潮湿时搓揉丝质衣物,否则长丝会断裂成灰白色,损坏衣物。

塔夫绸

塔夫绸为平纹、会发亮、密织的纤维,可能是由丝质、粘胶短纤维、聚酯纤维或尼龙制成的。大多数的塔夫绸应干洗,尼龙制的可用水洗。

涤纶

涤纶的清理方法参考聚酯纤维制品的清理方法。

坚质条纹布

坚质的条纹棉布可用来做床罩、枕头套和填装羽毛。洗法与棉布同。晾干了以后,用蜜蜡摩擦内层,这么做可以防阻羽毛外露。

三乙酸纤维

三乙酸纤维是由醋酸纤维发展出来的衣料,从木浆和棉花中提炼而得,可以在它上面加浮雕花纹,不打摺、防污、抗皱、不缩水、具伸缩性。适合与其他的纤维混纺。用温水和洗洁剂手洗,轻轻地扭转,不要紧压,任其滴水晾干。若用洗衣机洗,需用温水进行短循环清洗;也可用冷水清洗,但脱水的时间要短。必要时,可以熨烫,但熨烫的温度要低。三乙酸纤维可以用四氯乙烯来干洗,处理标签上应有标示"P"。污渍不要用丙酮、醋酸或酒精来褪除,否则布料会溶解。

细编针织物

细编针织物是由棉、人造丝、尼龙或聚酯纤维制成的毛料。依质地选择适当的洗涤法。

薄纱

薄纱是用棉、人造丝、尼龙或其他纤维制成的上等网织品。依其质地清洗。如果网状物变软,用稀薄的浆水浸泡棉质薄纱,尼龙和人造丝制品则要浸在阿拉伯胶的溶液里。

花呢

花呢是由厚重的斜纹毛料、聚酯纤维或丙烯类纤维制成的。毛料花呢须干洗。其他质料依其质地决定洗涤方式。

丝绒

丝绒有密而长的绒毛,通常是由丙烯类纤维制成,但也可能是用人造纤维、棉或丝制成,可选择性强,须干洗。

天鹅绒

天鹅绒是由丝、棉、毛料、人造纤维、尼龙等所制的绒毛织物,大多是压不碎、防污且易洗的。依其质地决定洗涤方式。阴干时偶尔抖动一下,并用一块柔软的布或天鹅绒刷子抚平绒毛。干洗亦可。

粘胶短纤维

该纤维是由木质纸浆制成的人造纤维,潮湿时脆弱,干了以后坚韧。虽然是比较容易处理的料子,但还是应该小心处理。用手且用温水洗涤。洗涤时不要拧、绞或拉扯。熨烫时用蒸汽熨斗,也可以趁它潮湿的时候用一般熨斗熨烫,方法不拘泥于一种。有光泽的衣料熨正面,暗淡的布料熨背面。

法兰绒

法兰绒为一种毛和棉混纺织物的品牌名称。手洗,用热水且动作要轻一点,不能太过用力。趁潮湿时,熨衣料背面。

棉绒布

类似棉织法兰绒的织物,但比较轻,可能是棉、棉和毛混纺或棉和粘胶短纤维混纺。按照羊毛或粘胶短纤维的洗法去处理。

羊毛织物

天然的衣料由羔羊、山羊或骆驼的毛所制成，有些特殊的毛料则可能是用骆驼、马驼、鸟、山羊和兔子等的毛所制成的。毛织物表面有一层会互相摩擦的鳞状物，当毛料潮湿时鳞状物会彼此抗拒，导致衣料缩水。毛料能吸收水分、有弹性、可以伸缩、防皱。除非处理标签上标示可以用机器洗，否则必须用手洗。清洗的时候轻轻挤压衣物，不要搓揉、拧或扭绞，要使用不含肥皂的洗洁剂或有特殊配方的毛衣洗洁剂，用冷水洗净。稍微脱水可以去掉多余的水分而不至于破坏衣料，但不可烘干。将衣物平放在毛巾上，轻轻拉使之恢复原形，然后搁置阴干。处理变黄的白毛衣，可浸泡在过氧化氢和水调和的溶液（比例为1∶10）中，并用温水洗净。经油处理过的毛料，要掺入完全溶解的肥皂粉（洗洁剂会除去油，不可用）或一种洗毛料的特殊溶液的温水清洗。我们不可能用油再度处理它，所以要小心地保养毛料。

❖ 附录三 ❖
家庭处理各类污渍的便捷方法

市面上可以买得到针对特殊污渍所设计的专利除污产品,有些极有效,有些则较逊色,但它们的价格比较贵,而且都有化学成分。如果想找较便宜或较合乎环保标准的除污剂,就用以下处理各类污渍的方法。这些方法都是经过测试并证实可以除去各种污痕的。

酸性物质

去除酸性物质的方法是立刻用冷水冲洗。酸性物质并不一定会玷污衣料,但很可能会损坏它,即使是稀释得极淡的酸也会破坏纤维,尤其是棉、亚麻、尼龙,以及粘胶短纤维。冲洗时,用氨水(依瓶上指示稀释)或溶于微量水中的小苏打来中和残余的酸,然后洗净。

黏着性物质

如果有一些黏着性的物品,粘在了不愿意看到的地方,就要检视标签或包装上有没有处理的方法。如果打电话或写信给制造厂商,也许可以得到一些建议。以下是有关像胶一样的黏性东西及如何处理它的方法。请特别注意,有一些新式的胶,一旦干了之后,再想去除就不可能了。

动物胶或鱼胶通常可溶解在冷水中,如果不行,就用冷水湿润污痕,再用家庭用氨水处理,然后洗净。如果污痕依然存在的话,可使用液体清洁剂,而后洗净。

家用的黏着剂或模型飞机的黏合物,其主要成分是纤维素,除了醋酸纤维外,大部分的衣料可以使用不含油脂的去光水或丙酮处理。

环氧黏着剂里面包含胶及硬固剂,使用前才混在一起的。在黏着物变硬之前,可以用含甲醇酒精去除,一旦凝固后,就无法除掉了。

人造树胶黏着剂(接触黏合)可使用不含油脂的指甲去光水或丙酮去除,如果粘在醋酸纤维上,则得用纯的醋酸戊酯去除,然后用干洗溶剂冲洗。

以橡胶为主要成分的黏着剂可以先用油漆稀释剂试试看能否去除,再就是询问制造厂商,他们也许会有专门的药品可以处理掉。如果药性太强烈,就不可以使用褪漆剂处理。

自粘标签及胶带应浸泡或用湿布覆盖,亦可用含甲醇的酒精或白酒精擦拭。

口香糖

冷冻大约 1 小时后,剥下小碎片。如果无法将衣物送入冷冻室的话,拿冰块按住黏着的地方也可以。另一种方法是用蛋白作为软化剂软化它,然后洗熨或用沾干洗溶液的海绵擦拭。

如果口香糖粘在头发上,可用一般的冷霜摩擦粘上口香糖的头发,然后用旧的干毛巾,顺着那撮头发往下拉,口香糖就会随毛巾滑下。

树脂

如果衣料上粘上树脂,可用干洗剂或酒精从污渍的背面处理,但得先试试看衣料会不会褪色,再用冷水洗净。当醋酸纤维受污染时,用 2 倍的水稀释酒精后再处理污染的地方。

敛汗剂

用干洗溶剂处理过后,再施用家用氨水彻底洗净。

汗渍

去除汗渍应先将布料弄湿,用未稀释的氨水彻底洗净,或者浸在溶液中试试看能否奏效。如果汗渍去除不掉,再次弄湿,然后用过氧化氢溶液处理,最后以清水洗净。

　　如果止汗除臭剂和污垢混合了,要以干洗液处理,然后用氨水按照上述方法来处理。

　　如果染料和污痕混合了,要用白醋试着处理,看能不能收到效果。

　　处理白色亚麻和棉布时,将污渍浸在一小杯酒精中,并掺入几滴氨水。

　　处理丝质或毛料衣物则要使用稀释的过氧化氢溶液,用海绵擦拭,或浸在溶液中 5～15 分钟,然后彻底洗净。洗法与平时相同。

　　处理粘胶短纤维、尼龙或聚酯纤维,则用稀释的漂白水处理。粘胶短纤维的衣物不可以泡太久,因为它们湿了之后会脆弱变形。

啤酒

　　用醋处理,然后用清水洗净,也可以用液状清洁剂处理,然后洗净。如果污痕怎么也除不去,可用过氧化氢处理(先测试布料),然后再用清水洗净。如果是可以洗的布料,用高温洗,然后在阳光下曝晒,以便漂白,比较省事,因为不需要另外再漂白了。

酒

　　用清洁液处理,再用清水洗净。也可用醋处理,然后洗净。用过氧化氢与清水各半的溶液,去除顽垢。

果汁

　　用冷水冲洗,然后用洗洁液处理,再用清水洗净。残余的污迹可以用氨水处理后,再用稀释的过氧化氢溶液(1 份过氧化氢掺上 6 份的水)洗净。白色棉布或亚麻布可以用高温洗涤。

咖啡及茶

　　要迅速彻底地用冷水洗刷,然后洗净。必要时泡在温度为 50 ℃的洗洁液中,然后彻底洗净。残留的污迹干了之后,可以用过氧化氢及水(比例为 1∶1)的混合液处理。

　　含牛奶的咖啡渍浸泡在洗洁液中,再依照衣物质地决定洗涤方式。

溅泼在地毯上的咖啡,应立即用苏打水喷湿,然后使用地毯干洗剂清除。

巧克力及可可

用钝刀刮下残渣,再用冷水洗刷,然后再用洗洁液处理,最后可以用清水洗净。如果仍有污痕残留的话,须用干洗溶剂处理。

可乐

可以用冷水冲洗,用洗洁液从衣料背面处理,洗净。用掺入 1～2 滴白醋的白酒精处理残存的污迹,然后洗净即可。

糖浆

用冷水冲洗,再浸在洗洁液中,就可以照平常一样的洗熨了。

冰淇淋

用汤匙或钝刀刮掉多余的部分,然后用溶有洗洁液的温水浸泡,再用干洗剂处理残余的油渍。

焦糖

用冷水彻底洗刷,再用洗洁剂处理,清水洗净。可能的话,可以用经过等量水稀释的过氧化氢溶液处理,再用清水洗净,效果会更好一点。

果酱及蜜饯

用冷水冲洗,用洗洁液处理,然后再用清水洗净。必要时用白酒精处理,再用清水洗净。如果还不行,就得用洗洁液浸泡一阵子,然后再以清水洗净了。

肉汁

用冷水冲洗,浸泡在洗洁液中,再用清水洗净。可以用干洗剂处理残余的污痕。

调味料

用冷水冲洗,油脂类须用洗洁液处理。待干了以后用白酒精处理它,再用清水洗净即可。

调味肉汁

首先拭去多余的汁液,然后冲刷,用海绵吸干,再洒上或浸泡在冷水中,掺入洗洁剂的冷水也可以,最后用干洗溶剂处理残余的污痕。

粘到地毯上时使用地毯干洗剂清洗。

芥末

用冷水冲洗,用洗洁液处理,最后以清水洗净。

咖喱酱

在稀释的氨水或酒精中浸泡,如果布料可以漂白,就再加以漂白。

蛋

用冷水洗刷,依照洗洁液包装上的指示加以处理、洗净、晾干。必要时使用干洗溶剂。白色衣物上的顽垢,可以浸泡在加有5滴氨水的过氧化氢溶液(与水的比例为1∶6)中,再用清水彻底洗净。

牛油

多余的部分必须先刮掉,如果布料适合,就可以高温洗涤。如果没有用溶剂处理,就能用吹风机吹干,或根据布料的质地来处理。

奶渍

在冷水中洗净,可以用洗洁液处理,再彻底洗净。

沾到地毯上时,吸干或刮掉多余的部分,用少量的干洗溶液处理,然后加上泡沫状地毯干洗剂,混合使用,才可以达到较好的效果。

菜油

用干洗剂处理,必要时多重复几次。也可以用水浸透布料,再添加些许加醋的白酒精处理更佳。

对于棉、麻、毛料,可以用洗洁液处理后再洗净,必要时重复几次。最后施以干洗溶剂。合成纤维的纺织品溅上热油,会使衣料受损,这种情形下不可使用干洗溶剂,因为它会使衣物褪色并留下白色的痕迹,所以比较好的选择是送去洗衣店请专人清理。

油脂

尽可能刮掉,用干洗溶剂处理,然后用吹风机吹干或放在通风处晾干。

粘在白棉布或亚麻布上时,可在一盆热水中放进一些洗涤碱的结晶,然后放进待处理的衣物,可以将油脂化成乳浆状。

精致的衣服用硼砂及水的溶液洗涤,在衣服未放入前,得先确定硼砂已完全溶解了,否则不能把衣物放进去。

不能洗的衣物(如毡帽),用漂土、米糠或画布的粉土吸收油脂。将它们加水调成黏稠的糨糊状,放置于污痕上,待干了以后轻轻地刷掉就可以了。或在布料上下各放一张吸墨纸或绵纸,用低温熨烫,这样纸张会吸收油脂,就大功告成。

鞋油

用干洗剂处理,然后使用添加数滴氨水的洗洁液,再以清水洗净,可以用酒精去除残余污痕。

机油

用洗洁液处理过后,用干洗溶剂彻底洗刷,必要时重复数次。

煤油

先用干洗剂处理,再以清水洗净。也可以用水浸透布料,趁它湿润时倒上柠檬汁轻拍,再用清水洗净。

沥青

用人造奶油、猪油或花生油等一类油脂摩擦,然后依一般方式洗熨处理。

指甲油

用醋酸戍酯处理。可以用不含油的去光水或丙酮处理,但醋酸纤维上不能用这个方法处理。

胭脂

用干洗剂处理,并重复 2~3 次。洗净待晾干后,再以清洁液处理,施以家用氨水,最后用清水洗净。

化妆品

用干洗剂处理,然后施以稀薄的洗洁液,并往其中添加数滴氨水。

香水

用未稀释的氨水处理,再用清水彻底洗净。或浸泡在洗洁液中,然后照平常方法洗。也可以把过氧化氢抹在潮湿的布料上,可除去残余的污痕,然后用清水洗净。

染发剂

立即用冷水冲刷,然后在洗洁液中洗涤,把几滴氨水加入清洗的水中。必要时用酒精处理残余污痕,然后施以过氧化氢溶液,彻底洗净,处理才能算完成。

碘

先用水湿润后,放在阳光下或暖气炉上,或用茶壶冒出的蒸汽薰也可以,效果差不多。不能洗的布料须用白酒精冲洗,再用清水洗净。如果是醋酸纤维,需用两倍的水来稀释所使用的酒精。

凡士林

参考油脂的处理法。

药水

主要成分通常是糖浆,用洗洁液和水处理,从衣料背面洗刷。任何残余的颜色,应以稀释的氨水处理,然后加上白酒精或醋酸戊酯。

鱼肝油

新的污痕极易去除,尽量用汤匙刮除,再以沾溶剂的海绵从污渍的反面擦,再用清水洗净。旧的污渍实在是无法去除的,即使漂白剂也无能为力。

污染在地毯上时,可使用泡沫式地毯干洗剂处理。

染上婴儿衣服时,用海绵沾上温和的洗洁剂擦拭,如平常一样洗涤。

药膏

用干洗剂轻拍,污渍处在冷水中洗净,再用洗洁液处理,最后用清水洗净。

含氧化锌的药膏,处理方式是先湿润污染的部分再润以酒精,静候数分钟,然后在温水中洗净即可。

有色粉蜡笔

用溶剂轻拍后,再以白酒精冲洗残余的颜色。记住,为了不损伤衣料,不能做过多的处理。

水彩

用冷水冲洗,湿的衣服以未稀释的氨水处理,可以除去顽垢,然后彻底清洗干净。或者弄湿衣服,用水和过氧化氢各半的溶液处理,再用清水洗净。

染料

立即用棉纸擦拭溅泼到的地方,并用冷水洗净,但不要用热水,因为它会让很多颜色"固定不变"。接着用清洁液处理并清洗,然后施以酒精或醋酸戊酯处理,这是必不可少的工作。

不能水洗的衣物应尽快送去洗衣店干洗。

记住:在除去多余的染料时,很可能连衣服原先的颜色也会同时被去除了,所以,染料很难去除掉的时候,就不要再费太多的心思了,不然有可能事与愿违。

漆

亚克力漆。用棉纸吸干,再用清洁液洗涤,残余部分可以用干洗剂或酒精去除。但要注意,合成纤维物需要先测试一下,看会不会受到不好的影响。

纤维素漆(例如模型飞机用的油漆)。用稀释的纤维素处理,但粘胶短纤维布料不可以使用这个做法。

乳状漆。潮湿时极易用冷水冲干净,干了后要去除就几乎不可能了,所以处理的动作要够快才行。

亮光漆。趁潮湿时用白酒精或专门的褪漆剂处理。

油漆。用海绵蘸白酒精或干洗剂,揩掉未干的油漆,然后洗净。已干的油漆也许可以用专门的褪漆剂去除,但不是很确定,记得随后用清水彻底洗净。

金属光亮剂

用水冲洗,以洗洁液处理并清洗。必要时,可用酒精处理并再次洗净。

蜡烛泪

尽可能地撬掉,把衣物放入冰箱冷冻室冰冻大约 1 小时,有助于把碎片撬开。剩下的渣滓可以用几张干净的牛皮纸、吸墨纸或绵纸垫在污渍底下，然后用中温熨烫。而残余的蜡可以用干洗溶剂溶解并冲净。至于蜡所遗留下来的颜色，则应用白酒精处理，并且洗净。

汽车蜡

用干洗剂处理，然后使用清洁液，再用水洗净就可以了。

复写纸

用不经稀释的液体洗洁剂彻底洗净。如果污痕还是去不掉，则须用氨水处理，然后施以洗洁剂，必要时要重复几次。可用白酒精擦拭不能溶的布料。

影印粉末

立即刷去粉末，只要不沾湿就可全部扫掉。所以不要使用溶剂处理，一切从简更好。

圆珠笔墨水

大多数圆珠笔的墨水可以溶解于含甲醇的酒精中。即使污痕可能很难处理，也要持续不断地用清水彻底洗净。

如果弄到羊皮布料上，可以用磨砂纸摩擦，但须极轻、极小心，发现羊皮有受损的可能时，马上停止处理工作。

墨水

马上处理，否则污痕就难以去除了。一般处理原则是立即用冷水冲洗，接着用洗洁液洗净污迹的背面，重复几次直到不再有颜色，然后以柠檬汁处理残余的污痕，最后施以稀释的氨水，并彻底洗净。干了的墨水印需要酸性物质才能去掉。柠檬的盐类或草酸是最有效的，但两者都有致命的毒性，需要清楚它们的标志，并放在儿童接触不到的地方。处理步骤是先用沸腾的水冲湿污痕，然后用盐类作为干燥粉，用火柴棒把它拨开，再冲湿污痕。最后,迅速且彻底地洗净布料,以免酸类腐蚀布料。如果布料已染色,应把衣料浸在酸性溶液中,然后用冷水浸泡,如此才不会使色泽受影响。或者使用含氨的漂白剂漂白,但使用前得先测试衣料会不会褪色,这一点可不能马虎大意。

(1)有色墨水　通常可溶于水中,用洗洁液处理,再洗清2～3次,接着用添加数滴氨水的洗洁液处理,再次用清水洗净。必要时以过氧化氢溶液处理,最后用清水洗净。

(2)复制墨水　用酒精冲洗,残存的污迹用清洁液处理,再以清水洗净,必要时重复一次,不然不够彻底。

(3)复制粉　不要弄湿了,当干燥时,可以用软刷彻底刷干净,湿润时就不可以。

(4)签字笔墨汁　用肥皂或甘油润滑污痕后,照往常一样清洗,再用海绵蘸白酒精擦拭残余的污痕。

(5)毛笔墨汁　用干洗剂处理,然后用白酒精,接着用洗洁液,再用清水洗清。

(6)奇异笔墨汁　由于干了之后就无法去除,所以趁潮湿时用干洗剂处理,重复几次。

(7)印刷油墨　用白酒精冲洗,并用洗洁液处理残余的污痕,再以清水洗净。

(8)打字色带　用干洗剂冲洗2～3次后,用白酒精冲刷。然后用加了数滴氨水的洗洁液处理,再用清水清洗干净。如果还有残余的污渍,可以用过氧化氢溶液漂白之后,再次洗净。

草汁叶子污渍

用白酒精处理,晾干布料后用洗洁液处理,再洗净。可用水洗的布料,在清洗前用预洗的用品擦拭,或用洗洁液浸泡也可以。

血渍

如果情况许可的话,趁未干前,用冷盐水浸泡冲洗污痕,但不要用温水。

如果是毛料,不要揉搓,只要让水流过布料即可。如果污渍已干硬就尽量刷掉,然后浸在溶有洗洁剂的温水中,用过氧化溶液漂白,然后根据质料洗涤或清理。

尿渍

立即用冷水冲洗,再以未稀释的氨水处理,然后再施以醋或柠檬汁与洗洁液混合的溶液。必要时,用稀释的过氧化氢溶液处理。

地毯上的污物用清洁的手巾或餐巾纸擦拭。

排泄物

刮掉固体物质并尽可能吸干剩余的部分,然后浸在硼砂的溶液中半小时,按照通常洗法洗涤。生物性洗洁剂一般较为人们所喜爱,使用液体的洗洁剂是比较合乎环保的,而且效果也很好。

鸟粪

可用水洗的衣物,浸泡在掺有洗洁剂的温水中;不能水洗的衣物放在用60毫升的家用氨水混合2升水的溶液中来处理,接着加入白醋,然后用清水洗净。或用专门的预洗产品来擦拭。

弄在帆布棚或帆布的表面时,用摩擦过肥皂、洒上洗涤咸结晶的硬刷来刷洗,最后用水洗净。

烟草

烟草用冷水冲洗,再用醋处理并洗净。必要时,可以用加了含甲醇酒精的洗洁液处理,或者用稀释的过氧化氢溶液处理。最后用清水洗净。

焦印

把1份甘油加入2份水中,用指尖涂抹的方式来湿润烧焦的部分。然后浸泡在硼砂水溶液中,搁置15分钟后,彻底洗净。

传统的方法是用齿状钱币的边缘来磨光污痕。

煤灰

撒上盐,静候半小时,然后用吸尘器扫除。

泥巴

等它干了之后,刷掉,残渣用干洗剂处理。接着涂上白酒精,再用清洁液洗涤,最后用清水洗净即可。

铁锈

用盐覆盖污痕,将柠檬汁挤在盐上,搁置一个小时,再彻底洗净,必要时重复几次。如果是在白布上,请使用专门的去锈剂。或者浸泡在掺有少许水的过氧化氢溶液中。

染上锈痕的毛料和丝质衣物很难清洗,必须送洗衣店处理。

霉斑

真菌所造成的变色,有时可以用去墨药水褪去,衣物本身当然也会褪色,所以使用时要特别留意。用稀释的漂白水从衣料背面冲洗,再用清水洗净,然后再按一般衣物洗熨。

对皮革来说,用未稀释的漱口水涂抹,再用柔软的布擦干、擦亮。

淋浴用的帘布可以用柠檬汁和盐的混合液,或醋和盐的混合液擦拭。

采取下列方法防止生霉:①洗涤后的衣服马上晾干。②准备一些干燥剂放在潮湿的橱柜中。实际上,干燥剂也可以自己做,只要将几根粉笔扎在一起,挂在橱柜中吸收水分就可以了。③用喷雾器把防水剂喷在淋浴用的帘布上。

皮革斑

皮革的染料多含有单宁酸,如果附着到其他的物质上,是很难去除的。但不必担心,可以使用不经稀释的洗洁液来除去污痕,小心揉搓,并重复几次。用过氧化氢溶液漂白残余的色块,效果会很好。

如果是毛料或不能水洗的衣料,就不要揉搓,要用洗洁剂冲洗。

皮革翻新

可以用醋或柠檬汁冲洗,彻底洗净。如果原来染成的颜色被这些酸性物质改变了,就用海绵蘸上稀释的家用氨水或小苏打水进行揩拭。